Livre de bord de la douleur

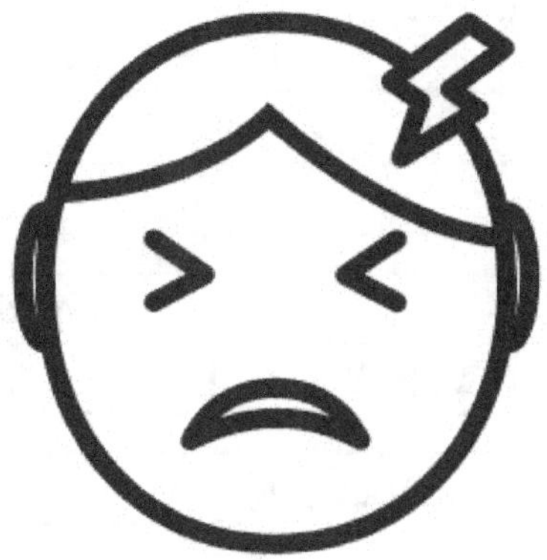

Ce livre fait partie de:

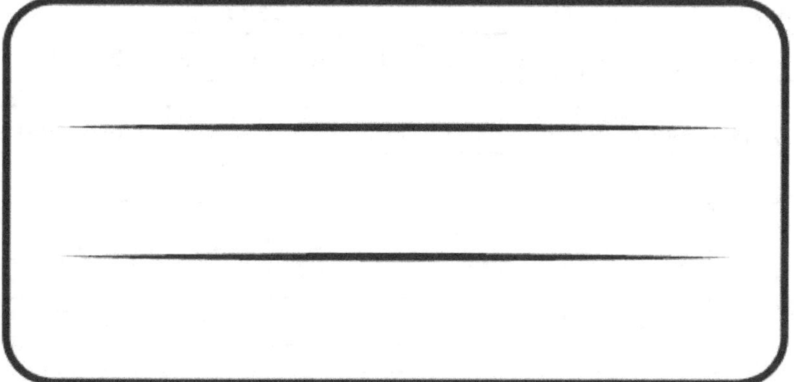

Ce livre de bord permet d'enregistrer les dates, l'énergie, l'activité, le sommeil, les niveaux/la zone de douleur, les repas et bien d'autres choses utiles.

Livre de bord de la douleur

Data :-		Lun	Mar	Mer	Jeu	Ven	Sam	Dim

Zone de douleur

Début	Fin

Durée	

Emplacement du corps	
Devant	Derrière
Gauche	Droite

Sévérité

1	2	3	4	5	6	7	8	9	10

Début	Fin

Durée	

Emplacement du corps	
Devant	Derrière
Gauche	Droite

Sévérité

1	2	3	4	5	6	7	8	9	10

Début	Fin

Durée	

Emplacement du corps	
Devant	Derrière
Gauche	Droite

Sévérité

1	2	3	4	5	6	7	8	9	10

L'énergie

☆ ☆ ☆ ☆ ☆

Activité

☆ ☆ ☆ ☆ ☆

Sommeil

☆ ☆ ☆ ☆ ☆

Autres symptômes	Déclencheurs	Mesures d'aide

Commentaires

Livre de bord de la douleur

Data :-	Lun	Mar	Mer	Jeu	Ven	Sam	Dim

Zone de douleur

Début	Fin

Durée

Emplacement du corps

Devant	Derrière
Gauche	Droite

Sévérité

1	2	3	4	5	6	7	8	9	10

Début	Fin

Durée

Emplacement du corps

Devant	Derrière
Gauche	Droite

Sévérité

1	2	3	4	5	6	7	8	9	10

Début	Fin

Durée

Emplacement du corps

Devant	Derrière
Gauche	Droite

Sévérité

1	2	3	4	5	6	7	8	9	10

L'énergie

☆ ☆ ☆ ☆ ☆

Activité

☆ ☆ ☆ ☆ ☆

Sommeil

☆ ☆ ☆ ☆ ☆

Autres symptômes	Déclencheurs	Mesures d'aide

Commentaires

Livre de bord de la douleur

Data :-		Lun	Mar	Mer	Jeu	Ven	Sam	Dim

Zone de douleur

Début	Fin	Emplacement du corps
Durée		Devant / Derrière
		Gauche / Droite

Sévérité

1	2	3	4	5	6	7	8	9	10

Début	Fin	Emplacement du corps
Durée		Devant / Derrière
		Gauche / Droite

Sévérité

1	2	3	4	5	6	7	8	9	10

Début	Fin	Emplacement du corps
Durée		Devant / Derrière
		Gauche / Droite

Sévérité

1	2	3	4	5	6	7	8	9	10

L'énergie

☆ ☆ ☆ ☆ ☆

Activité

☆ ☆ ☆ ☆ ☆

Sommeil

☆ ☆ ☆ ☆ ☆

Autres symptômes	Déclencheurs	Mesures d'aide

Commentaires

Livre de bord de la douleur

Data :-		Lun	Mar	Mer	Jeu	Ven	Sam	Dim

Zone de douleur

Début	Fin

Durée

Emplacement du corps	
Devant	**Derrière**
Gauche	**Droite**

Sévérité									
1	2	3	4	5	6	7	8	9	10

Début	Fin

Durée

Emplacement du corps	
Devant	**Derrière**
Gauche	**Droite**

Sévérité									
1	2	3	4	5	6	7	8	9	10

Début	Fin

Durée

Emplacement du corps	
Devant	**Derrière**
Gauche	**Droite**

Sévérité									
1	2	3	4	5	6	7	8	9	10

L'énergie

☆ ☆ ☆ ☆ ☆

Activité

☆ ☆ ☆ ☆ ☆

Sommeil

☆ ☆ ☆ ☆ ☆

Autres symptômes	Déclencheurs	Mesures d'aide

Commentaires

Livre de bord de la douleur

Data :-		Lun	Mar	Mer	Jeu	Ven	Sam	Dim

Zone de douleur

Début	Fin

Durée

Emplacement du corps	
Devant	Derrière
Gauche	Droite

Sévérité

1	2	3	4	5	6	7	8	9	10

Début	Fin

Durée

Emplacement du corps	
Devant	Derrière
Gauche	Droite

Sévérité

1	2	3	4	5	6	7	8	9	10

Début	Fin

Durée

Emplacement du corps	
Devant	Derrière
Gauche	Droite

Sévérité

1	2	3	4	5	6	7	8	9	10

L'énergie
☆ ☆ ☆ ☆ ☆

Activité
☆ ☆ ☆ ☆ ☆

Sommeil
☆ ☆ ☆ ☆ ☆

Autres symptômes	Déclencheurs	Mesures d'aide

Commentaires

Livre de bord de la douleur

Data :-	Lun	Mar	Mer	Jeu	Ven	Sam	Dim

Zone de douleur

Début	Fin
Durée	

Emplacement du corps	
Devant	Derrière
Gauche	Droite

Sévérité

1	2	3	4	5	6	7	8	9	10

Début	Fin
Durée	

Emplacement du corps	
Devant	Derrière
Gauche	Droite

Sévérité

1	2	3	4	5	6	7	8	9	10

Début	Fin
Durée	

Emplacement du corps	
Devant	Derrière
Gauche	Droite

Sévérité

1	2	3	4	5	6	7	8	9	10

L'énergie

☆ ☆ ☆ ☆ ☆

Activité

☆ ☆ ☆ ☆ ☆

Sommeil

☆ ☆ ☆ ☆ ☆

Autres symptômes	Déclencheurs	Mesures d'aide

Commentaires

Livre de bord de la douleur

Data :-		Lun	Mar	Mer	Jeu	Ven	Sam	Dim

Zone de douleur

Début	Fin

Durée

Emplacement du corps

Devant	Derrière
Gauche	Droite

Sévérité

1	2	3	4	5	6	7	8	9	10

Début	Fin

Durée

Emplacement du corps

Devant	Derrière
Gauche	Droite

Sévérité

1	2	3	4	5	6	7	8	9	10

Début	Fin

Durée

Emplacement du corps

Devant	Derrière
Gauche	Droite

Sévérité

1	2	3	4	5	6	7	8	9	10

L'énergie

☆ ☆ ☆ ☆ ☆

Activité

☆ ☆ ☆ ☆ ☆

Sommeil

☆ ☆ ☆ ☆ ☆

Autres symptômes	Déclencheurs	Mesures d'aide

Commentaires

Livre de bord de la douleur

Data :-	Lun	Mar	Mer	Jeu	Ven	Sam	Dim

Zone de douleur

Début	Fin

Durée

Emplacement du corps

Devant	Derrière
Gauche	Droite

Sévérité

1	2	3	4	5	6	7	8	9	10

Début	Fin

Durée

Emplacement du corps

Devant	Derrière
Gauche	Droite

Sévérité

1	2	3	4	5	6	7	8	9	10

Début	Fin

Durée

Emplacement du corps

Devant	Derrière
Gauche	Droite

Sévérité

1	2	3	4	5	6	7	8	9	10

L'énergie

☆ ☆ ☆ ☆ ☆

Activité

☆ ☆ ☆ ☆ ☆

Sommeil

☆ ☆ ☆ ☆ ☆

Autres symptômes	Déclencheurs	Mesures d'aide

Commentaires

Livre de bord de la douleur

Data :-		Lun	Mar	Mer	Jeu	Ven	Sam	Dim

Zone de douleur

Début	Fin

Durée

Emplacement du corps	
Devant	Derrière
Gauche	Droite

Sévérité

1	2	3	4	5	6	7	8	9	10

Début	Fin

Durée

Emplacement du corps	
Devant	Derrière
Gauche	Droite

Sévérité

1	2	3	4	5	6	7	8	9	10

Début	Fin

Durée

Emplacement du corps	
Devant	Derrière
Gauche	Droite

Sévérité

1	2	3	4	5	6	7	8	9	10

L'énergie

☆ ☆ ☆ ☆ ☆

Activité

☆ ☆ ☆ ☆ ☆

Sommeil

☆ ☆ ☆ ☆ ☆

Autres symptômes	Déclencheurs	Mesures d'aide

Commentaires

Livre de bord de la douleur

Data :-	Lun	Mar	Mer	Jeu	Ven	Sam	Dim

Zone de douleur

Début	Fin

Durée

Emplacement du corps

Devant	Derrière
Gauche	Droite

Sévérité

1	2	3	4	5	6	7	8	9	10

Début	Fin

Durée

Emplacement du corps

Devant	Derrière
Gauche	Droite

Sévérité

1	2	3	4	5	6	7	8	9	10

Début	Fin

Durée

Emplacement du corps

Devant	Derrière
Gauche	Droite

Sévérité

1	2	3	4	5	6	7	8	9	10

L'énergie

☆ ☆ ☆ ☆ ☆

Activité

☆ ☆ ☆ ☆ ☆

Sommeil

☆ ☆ ☆ ☆ ☆

Autres symptômes	Déclencheurs	Mesures d'aide

Commentaires

Livre de bord de la douleur

Data :-		Lun	Mar	Mer	Jeu	Ven	Sam	Dim

Zone de douleur

Début	Fin

Durée

Emplacement du corps	
Devant	Derrière
Gauche	Droite

Sévérité

1	2	3	4	5	6	7	8	9	10

Début	Fin

Durée

Emplacement du corps	
Devant	Derrière
Gauche	Droite

Sévérité

1	2	3	4	5	6	7	8	9	10

Début	Fin

Durée

Emplacement du corps	
Devant	Derrière
Gauche	Droite

Sévérité

1	2	3	4	5	6	7	8	9	10

L'énergie

☆ ☆ ☆ ☆ ☆

Activité

☆ ☆ ☆ ☆ ☆

Sommeil

☆ ☆ ☆ ☆ ☆

Autres symptômes	Déclencheurs	Mesures d'aide

Commentaires

Livre de bord de la douleur

Data :-		Lun	Mar	Mer	Jeu	Ven	Sam	Dim

Zone de douleur

Début	Fin

Durée

Emplacement du corps

Devant	Derrière
Gauche	Droite

Sévérité									
1	2	3	4	5	6	7	8	9	10

Début	Fin

Durée

Emplacement du corps

Devant	Derrière
Gauche	Droite

Sévérité									
1	2	3	4	5	6	7	8	9	10

Début	Fin

Durée

Emplacement du corps

Devant	Derrière
Gauche	Droite

Sévérité									
1	2	3	4	5	6	7	8	9	10

L'énergie

☆ ☆ ☆ ☆ ☆

Activité

☆ ☆ ☆ ☆ ☆

Sommeil

☆ ☆ ☆ ☆ ☆

Autres symptômes	Déclencheurs	Mesures d'aide

Commentaires

Livre de bord de la douleur

Data :-		Lun	Mar	Mer	Jeu	Ven	Sam	Dim

Zone de douleur

Début	Fin
Durée	

Emplacement du corps

Devant	**Derrière**
Gauche	**Droite**

Sévérité

1	2	3	4	5	6	7	8	9	10

Début	Fin
Durée	

Emplacement du corps

Devant	**Derrière**
Gauche	**Droite**

Sévérité

1	2	3	4	5	6	7	8	9	10

Début	Fin
Durée	

Emplacement du corps

Devant	**Derrière**
Gauche	**Droite**

Sévérité

1	2	3	4	5	6	7	8	9	10

L'énergie

☆ ☆ ☆ ☆ ☆

Activité

☆ ☆ ☆ ☆ ☆

Sommeil

☆ ☆ ☆ ☆ ☆

Autres symptômes	Déclencheurs	Mesures d'aide

Commentaires

Livre de bord de la douleur

Data :-		Lun	Mar	Mer	Jeu	Ven	Sam	Dim

Zone de douleur

Début	Fin

Durée	

Emplacement du corps

Devant	Derrière
Gauche	Droite

Sévérité

1	2	3	4	5	6	7	8	9	10

Début	Fin

Durée	

Emplacement du corps

Devant	Derrière
Gauche	Droite

Sévérité

1	2	3	4	5	6	7	8	9	10

Début	Fin

Durée	

Emplacement du corps

Devant	Derrière
Gauche	Droite

Sévérité

1	2	3	4	5	6	7	8	9	10

L'énergie

☆ ☆ ☆ ☆ ☆

Activité

☆ ☆ ☆ ☆ ☆

Sommeil

☆ ☆ ☆ ☆ ☆

Autres symptômes	Déclencheurs	Mesures d'aide

Commentaires

Livre de bord de la douleur

Data :-		Lun	Mar	Mer	Jeu	Ven	Sam	Dim

Zone de douleur

L'énergie
☆ ☆ ☆ ☆ ☆

Activité
☆ ☆ ☆ ☆ ☆

Sommeil
☆ ☆ ☆ ☆ ☆

Début	Fin

Durée	

Emplacement du corps	
Devant	Derrière
Gauche	Droite

Sévérité

1	2	3	4	5	6	7	8	9	10

Début	Fin

Durée	

Emplacement du corps	
Devant	Derrière
Gauche	Droite

Sévérité

1	2	3	4	5	6	7	8	9	10

Début	Fin

Durée	

Emplacement du corps	
Devant	Derrière
Gauche	Droite

Sévérité

1	2	3	4	5	6	7	8	9	10

Autres symptômes	Déclencheurs	Mesures d'aide

Commentaires

Livre de bord de la douleur

Data :-		Lun	Mar	Mer	Jeu	Ven	Sam	Dim

Zone de douleur

L'énergie
☆ ☆ ☆ ☆ ☆

Activité
☆ ☆ ☆ ☆ ☆

Sommeil
☆ ☆ ☆ ☆ ☆

Début	Fin

Durée

Emplacement du corps

Devant	Derrière
Gauche	Droite

Sévérité

1	2	3	4	5	6	7	8	9	10

Début	Fin

Durée

Emplacement du corps

Devant	Derrière
Gauche	Droite

Sévérité

1	2	3	4	5	6	7	8	9	10

Début	Fin

Durée

Emplacement du corps

Devant	Derrière
Gauche	Droite

Sévérité

1	2	3	4	5	6	7	8	9	10

Autres symptômes	Déclencheurs	Mesures d'aide

Commentaires

Livre de bord de la douleur

Data :-		Lun	Mar	Mer	Jeu	Ven	Sam	Dim

Zone de douleur

L'énergie
☆ ☆ ☆ ☆ ☆

Activité
☆ ☆ ☆ ☆ ☆

Sommeil
☆ ☆ ☆ ☆ ☆

Début	Fin

Durée

Emplacement du corps

Devant	Derrière
Gauche	Droite

Sévérité

1	2	3	4	5	6	7	8	9	10

Début	Fin

Durée

Emplacement du corps

Devant	Derrière
Gauche	Droite

Sévérité

1	2	3	4	5	6	7	8	9	10

Début	Fin

Durée

Emplacement du corps

Devant	Derrière
Gauche	Droite

Sévérité

1	2	3	4	5	6	7	8	9	10

Autres symptômes	Déclencheurs	Mesures d'aide

Commentaires

Livre de bord de la douleur

Data :-		Lun	Mar	Mer	Jeu	Ven	Sam	Dim

Zone de douleur

Début	Fin		Emplacement du corps	
Durée			Devant	Derrière
			Gauche	Droite

Sévérité

1	2	3	4	5	6	7	8	9	10

Début	Fin		Emplacement du corps	
Durée			Devant	Derrière
			Gauche	Droite

Sévérité

1	2	3	4	5	6	7	8	9	10

Début	Fin		Emplacement du corps	
Durée			Devant	Derrière
			Gauche	Droite

Sévérité

1	2	3	4	5	6	7	8	9	10

L'énergie

☆ ☆ ☆ ☆ ☆

Activité

☆ ☆ ☆ ☆ ☆

Sommeil

☆ ☆ ☆ ☆ ☆

Autres symptômes	Déclencheurs	Mesures d'aide

Commentaires

Livre de bord de la douleur

Data :-		Lun	Mar	Mer	Jeu	Ven	Sam	Dim

Zone de douleur

L'énergie
☆ ☆ ☆ ☆ ☆
Activité
☆ ☆ ☆ ☆ ☆
Sommeil
☆ ☆ ☆ ☆ ☆

Début	Fin
Durée	

Emplacement du corps	
Devant	Derrière
Gauche	Droite

Sévérité

1	2	3	4	5	6	7	8	9	10

Début	Fin
Durée	

Emplacement du corps	
Devant	Derrière
Gauche	Droite

Sévérité

1	2	3	4	5	6	7	8	9	10

Début	Fin
Durée	

Emplacement du corps	
Devant	Derrière
Gauche	Droite

Sévérité

1	2	3	4	5	6	7	8	9	10

Autres symptômes	Déclencheurs	Mesures d'aide

Commentaires

Livre de bord de la douleur

Data :-		Lun	Mar	Mer	Jeu	Ven	Sam	Dim

Zone de douleur

Début	Fin

Durée

Emplacement du corps

Devant	Derrière
Gauche	Droite

Sévérité

1	2	3	4	5	6	7	8	9	10

Début	Fin

Durée

Emplacement du corps

Devant	Derrière
Gauche	Droite

Sévérité

1	2	3	4	5	6	7	8	9	10

Début	Fin

Durée

Emplacement du corps

Devant	Derrière
Gauche	Droite

Sévérité

1	2	3	4	5	6	7	8	9	10

L'énergie

☆ ☆ ☆ ☆ ☆

Activité

☆ ☆ ☆ ☆ ☆

Sommeil

☆ ☆ ☆ ☆ ☆

Autres symptômes	Déclencheurs	Mesures d'aide

Commentaires

Livre de bord de la douleur

Data :-		Lun	Mar	Mer	Jeu	Ven	Sam	Dim

Zone de douleur

Début / Fin

Début	Fin

Durée

Emplacement du corps

Devant	Derrière
Gauche	Droite

Sévérité

1	2	3	4	5	6	7	8	9	10

Début	Fin

Durée

Emplacement du corps

Devant	Derrière
Gauche	Droite

Sévérité

1	2	3	4	5	6	7	8	9	10

Début	Fin

Durée

Emplacement du corps

Devant	Derrière
Gauche	Droite

Sévérité

1	2	3	4	5	6	7	8	9	10

L'énergie

☆ ☆ ☆ ☆ ☆

Activité

☆ ☆ ☆ ☆ ☆

Sommeil

☆ ☆ ☆ ☆ ☆

Autres symptômes	Déclencheurs	Mesures d'aide

Commentaires

Livre de bord de la douleur

Data :-		Lun	Mar	Mer	Jeu	Ven	Sam	Dim

Zone de douleur

Début	Fin

Durée

Emplacement du corps

Devant	Derrière
Gauche	Droite

Sévérité

1	2	3	4	5	6	7	8	9	10

Début	Fin

Durée

Emplacement du corps

Devant	Derrière
Gauche	Droite

Sévérité

1	2	3	4	5	6	7	8	9	10

Début	Fin

Durée

Emplacement du corps

Devant	Derrière
Gauche	Droite

Sévérité

1	2	3	4	5	6	7	8	9	10

L'énergie

☆ ☆ ☆ ☆ ☆

Activité

☆ ☆ ☆ ☆ ☆

Sommeil

☆ ☆ ☆ ☆ ☆

Autres symptômes	Déclencheurs	Mesures d'aide

Commentaires

Livre de bord de la douleur

Data :-	Lun	Mar	Mer	Jeu	Ven	Sam	Dim

Zone de douleur

Début	Fin

Durée

Emplacement du corps

Devant	Derrière
Gauche	Droite

Sévérité

1	2	3	4	5	6	7	8	9	10

Début	Fin

Durée

Emplacement du corps

Devant	Derrière
Gauche	Droite

Sévérité

1	2	3	4	5	6	7	8	9	10

Début	Fin

Durée

Emplacement du corps

Devant	Derrière
Gauche	Droite

Sévérité

1	2	3	4	5	6	7	8	9	10

L'énergie

☆ ☆ ☆ ☆ ☆

Activité

☆ ☆ ☆ ☆ ☆

Sommeil

☆ ☆ ☆ ☆ ☆

Autres symptômes	Déclencheurs	Mesures d'aide

Commentaires

Livre de bord de la douleur

Data :-	Lun	Mar	Mer	Jeu	Ven	Sam	Dim

Zone de douleur

Début	Fin

Durée

Emplacement du corps	
Devant	Derrière
Gauche	Droite

Sévérité

1	2	3	4	5	6	7	8	9	10

Début	Fin

Durée

Emplacement du corps	
Devant	Derrière
Gauche	Droite

Sévérité

1	2	3	4	5	6	7	8	9	10

Début	Fin

Durée

Emplacement du corps	
Devant	Derrière
Gauche	Droite

Sévérité

1	2	3	4	5	6	7	8	9	10

L'énergie

☆ ☆ ☆ ☆ ☆

Activité

☆ ☆ ☆ ☆ ☆

Sommeil

☆ ☆ ☆ ☆ ☆

Autres symptômes	Déclencheurs	Mesures d'aide

Commentaires

Livre de bord de la douleur

Data :-		Lun	Mar	Mer	Jeu	Ven	Sam	Dim

Zone de douleur

Début	Fin

Durée

Emplacement du corps

Devant	Derrière
Gauche	Droite

Sévérité

1	2	3	4	5	6	7	8	9	10

Début	Fin

Durée

Emplacement du corps

Devant	Derrière
Gauche	Droite

Sévérité

1	2	3	4	5	6	7	8	9	10

Début	Fin

Durée

Emplacement du corps

Devant	Derrière
Gauche	Droite

Sévérité

1	2	3	4	5	6	7	8	9	10

L'énergie

☆ ☆ ☆ ☆ ☆

Activité

☆ ☆ ☆ ☆ ☆

Sommeil

☆ ☆ ☆ ☆ ☆

Autres symptômes	Déclencheurs	Mesures d'aide

Commentaires

Livre de bord de la douleur

Data :-	Lun	Mar	Mer	Jeu	Ven	Sam	Dim

Zone de douleur

Début	Fin

Durée

Emplacement du corps

Devant	Derrière
Gauche	Droite

Sévérité

1	2	3	4	5	6	7	8	9	10

Début	Fin

Durée

Emplacement du corps

Devant	Derrière
Gauche	Droite

Sévérité

1	2	3	4	5	6	7	8	9	10

Début	Fin

Durée

Emplacement du corps

Devant	Derrière
Gauche	Droite

Sévérité

1	2	3	4	5	6	7	8	9	10

L'énergie

☆ ☆ ☆ ☆ ☆

Activité

☆ ☆ ☆ ☆ ☆

Sommeil

☆ ☆ ☆ ☆ ☆

Autres symptômes	Déclencheurs	Mesures d'aide

Commentaires

Livre de bord de la douleur

Data :-		Lun	Mar	Mer	Jeu	Ven	Sam	Dim

Zone de douleur

Début	Fin

Durée

Emplacement du corps

Devant	Derrière
Gauche	Droite

Sévérité

1	2	3	4	5	6	7	8	9	10

Début	Fin

Durée

Emplacement du corps

Devant	Derrière
Gauche	Droite

Sévérité

1	2	3	4	5	6	7	8	9	10

Début	Fin

Durée

Emplacement du corps

Devant	Derrière
Gauche	Droite

Sévérité

1	2	3	4	5	6	7	8	9	10

L'énergie

☆ ☆ ☆ ☆ ☆

Activité

☆ ☆ ☆ ☆ ☆

Sommeil

☆ ☆ ☆ ☆ ☆

Autres symptômes	Déclencheurs	Mesures d'aide

Commentaires

Livre de bord de la douleur

Data :-		Lun	Mar	Mer	Jeu	Ven	Sam	Dim

Zone de douleur

Début	Fin

Durée	

Emplacement du corps

Devant	Derrière
Gauche	Droite

Sévérité

1	2	3	4	5	6	7	8	9	10

Début	Fin

Durée	

Emplacement du corps

Devant	Derrière
Gauche	Droite

Sévérité

1	2	3	4	5	6	7	8	9	10

Début	Fin

Durée	

Emplacement du corps

Devant	Derrière
Gauche	Droite

Sévérité

1	2	3	4	5	6	7	8	9	10

L'énergie

☆ ☆ ☆ ☆ ☆

Activité

☆ ☆ ☆ ☆ ☆

Sommeil

☆ ☆ ☆ ☆ ☆

Autres symptômes	Déclencheurs	Mesures d'aide

Commentaires

Livre de bord de la douleur

Data :-		Lun	Mar	Mer	Jeu	Ven	Sam	Dim

Zone de douleur

Début	Fin

Durée

Emplacement du corps

Devant	Derrière
Gauche	Droite

Sévérité

1	2	3	4	5	6	7	8	9	10

Début	Fin

Durée

Emplacement du corps

Devant	Derrière
Gauche	Droite

Sévérité

1	2	3	4	5	6	7	8	9	10

Début	Fin

Durée

Emplacement du corps

Devant	Derrière
Gauche	Droite

Sévérité

1	2	3	4	5	6	7	8	9	10

L'énergie

☆ ☆ ☆ ☆ ☆

Activité

☆ ☆ ☆ ☆ ☆

Sommeil

☆ ☆ ☆ ☆ ☆

Autres symptômes	Déclencheurs	Mesures d'aide

Commentaires

Livre de bord de la douleur

Data :-		Lun	Mar	Mer	Jeu	Ven	Sam	Dim

Zone de douleur

Début	Fin

Durée

Emplacement du corps	
Devant	Derrière
Gauche	Droite

Sévérité

1	2	3	4	5	6	7	8	9	10

Début	Fin

Durée

Emplacement du corps	
Devant	Derrière
Gauche	Droite

Sévérité

1	2	3	4	5	6	7	8	9	10

Début	Fin

Durée

Emplacement du corps	
Devant	Derrière
Gauche	Droite

Sévérité

1	2	3	4	5	6	7	8	9	10

L'énergie

☆ ☆ ☆ ☆ ☆

Activité

☆ ☆ ☆ ☆ ☆

Sommeil

☆ ☆ ☆ ☆ ☆

Autres symptômes	Déclencheurs	Mesures d'aide

Commentaires

Livre de bord de la douleur

Data :-		Lun	Mar	Mer	Jeu	Ven	Sam	Dim

Zone de douleur

Début	Fin
Durée	

Emplacement du corps	
Devant	Derrière
Gauche	Droite

Sévérité

1	2	3	4	5	6	7	8	9	10

Début	Fin
Durée	

Emplacement du corps	
Devant	Derrière
Gauche	Droite

Sévérité

1	2	3	4	5	6	7	8	9	10

Début	Fin
Durée	

Emplacement du corps	
Devant	Derrière
Gauche	Droite

Sévérité

1	2	3	4	5	6	7	8	9	10

L'énergie

☆ ☆ ☆ ☆ ☆

Activité

☆ ☆ ☆ ☆ ☆

Sommeil

☆ ☆ ☆ ☆ ☆

Autres symptômes	Déclencheurs	Mesures d'aide

Commentaires

Livre de bord de la douleur

Data :-		Lun	Mar	Mer	Jeu	Ven	Sam	Dim

Zone de douleur

Début	Fin

Durée	

Emplacement du corps

Devant	Derrière
Gauche	Droite

Sévérité

1	2	3	4	5	6	7	8	9	10

Début	Fin

Durée	

Emplacement du corps

Devant	Derrière
Gauche	Droite

Sévérité

1	2	3	4	5	6	7	8	9	10

Début	Fin

Durée	

Emplacement du corps

Devant	Derrière
Gauche	Droite

Sévérité

1	2	3	4	5	6	7	8	9	10

L'énergie

☆ ☆ ☆ ☆ ☆

Activité

☆ ☆ ☆ ☆ ☆

Sommeil

☆ ☆ ☆ ☆ ☆

Autres symptômes	Déclencheurs	Mesures d'aide

Commentaires

Livre de bord de la douleur

Data :-		Lun	Mar	Mer	Jeu	Ven	Sam	Dim

Zone de douleur

Début	Fin

Durée

Emplacement du corps

Devant	Derrière
Gauche	Droite

Sévérité

1	2	3	4	5	6	7	8	9	10

Début	Fin

Durée

Emplacement du corps

Devant	Derrière
Gauche	Droite

Sévérité

1	2	3	4	5	6	7	8	9	10

Début	Fin

Durée

Emplacement du corps

Devant	Derrière
Gauche	Droite

Sévérité

1	2	3	4	5	6	7	8	9	10

L'énergie

☆ ☆ ☆ ☆ ☆

Activité

☆ ☆ ☆ ☆ ☆

Sommeil

☆ ☆ ☆ ☆ ☆

Autres symptômes	Déclencheurs	Mesures d'aide

Commentaires

Livre de bord de la douleur

Data :-		Lun	Mar	Mer	Jeu	Ven	Sam	Dim

Zone de douleur

Début	Fin

Durée	

Emplacement du corps

Devant	Derrière
Gauche	Droite

Sévérité

1	2	3	4	5	6	7	8	9	10

Début	Fin

Durée	

Emplacement du corps

Devant	Derrière
Gauche	Droite

Sévérité

1	2	3	4	5	6	7	8	9	10

Début	Fin

Durée	

Emplacement du corps

Devant	Derrière
Gauche	Droite

Sévérité

1	2	3	4	5	6	7	8	9	10

L'énergie

☆ ☆ ☆ ☆ ☆

Activité

☆ ☆ ☆ ☆ ☆

Sommeil

☆ ☆ ☆ ☆ ☆

Autres symptômes	Déclencheurs	Mesures d'aide

Commentaires

Livre de bord de la douleur

Data :-		Lun	Mar	Mer	Jeu	Ven	Sam	Dim

Zone de douleur

Début	Fin

Durée

Emplacement du corps

Devant	Derrière
Gauche	Droite

Sévérité

1	2	3	4	5	6	7	8	9	10

Début	Fin

Durée

Emplacement du corps

Devant	Derrière
Gauche	Droite

Sévérité

1	2	3	4	5	6	7	8	9	10

Début	Fin

Durée

Emplacement du corps

Devant	Derrière
Gauche	Droite

Sévérité

1	2	3	4	5	6	7	8	9	10

L'énergie

☆ ☆ ☆ ☆ ☆

Activité

☆ ☆ ☆ ☆ ☆

Sommeil

☆ ☆ ☆ ☆ ☆

Autres symptômes	Déclencheurs	Mesures d'aide

Commentaires

Livre de bord de la douleur

Data :-	Lun	Mar	Mer	Jeu	Ven	Sam	Dim

Zone de douleur

Début	Fin

Durée

Emplacement du corps

Devant	Derrière
Gauche	Droite

Sévérité

1	2	3	4	5	6	7	8	9	10

Début	Fin

Durée

Emplacement du corps

Devant	Derrière
Gauche	Droite

Sévérité

1	2	3	4	5	6	7	8	9	10

Début	Fin

Durée

Emplacement du corps

Devant	Derrière
Gauche	Droite

Sévérité

1	2	3	4	5	6	7	8	9	10

L'énergie

☆ ☆ ☆ ☆ ☆

Activité

☆ ☆ ☆ ☆ ☆

Sommeil

☆ ☆ ☆ ☆ ☆

Autres symptômes	Déclencheurs	Mesures d'aide

Commentaires

Livre de bord de la douleur

Data :-		Lun	Mar	Mer	Jeu	Ven	Sam	Dim

Zone de douleur

Début	Fin
Durée	

Emplacement du corps

Devant	Derrière
Gauche	Droite

Sévérité

1	2	3	4	5	6	7	8	9	10

Début	Fin
Durée	

Emplacement du corps

Devant	Derrière
Gauche	Droite

Sévérité

1	2	3	4	5	6	7	8	9	10

Début	Fin
Durée	

Emplacement du corps

Devant	Derrière
Gauche	Droite

Sévérité

1	2	3	4	5	6	7	8	9	10

L'énergie

☆ ☆ ☆ ☆ ☆

Activité

☆ ☆ ☆ ☆ ☆

Sommeil

☆ ☆ ☆ ☆ ☆

Autres symptômes	Déclencheurs	Mesures d'aide

Commentaires

Livre de bord de la douleur

Data :-		Lun	Mar	Mer	Jeu	Ven	Sam	Dim

Zone de douleur

Début	Fin

Durée

Emplacement du corps

Devant	Derrière
Gauche	Droite

Sévérité

1	2	3	4	5	6	7	8	9	10

Début	Fin

Durée

Emplacement du corps

Devant	Derrière
Gauche	Droite

Sévérité

1	2	3	4	5	6	7	8	9	10

Début	Fin

Durée

Emplacement du corps

Devant	Derrière
Gauche	Droite

Sévérité

1	2	3	4	5	6	7	8	9	10

L'énergie

☆ ☆ ☆ ☆ ☆

Activité

☆ ☆ ☆ ☆ ☆

Sommeil

☆ ☆ ☆ ☆ ☆

Autres symptômes	Déclencheurs	Mesures d'aide

Commentaires

Livre de bord de la douleur

Data :-		Lun	Mar	Mer	Jeu	Ven	Sam	Dim

Zone de douleur

Début	Fin

Durée

Emplacement du corps

Devant	Derrière
Gauche	Droite

Sévérité

1	2	3	4	5	6	7	8	9	10

Début	Fin

Durée

Emplacement du corps

Devant	Derrière
Gauche	Droite

Sévérité

1	2	3	4	5	6	7	8	9	10

Début	Fin

Durée

Emplacement du corps

Devant	Derrière
Gauche	Droite

Sévérité

1	2	3	4	5	6	7	8	9	10

L'énergie

☆ ☆ ☆ ☆ ☆

Activité

☆ ☆ ☆ ☆ ☆

Sommeil

☆ ☆ ☆ ☆ ☆

Autres symptômes	Déclencheurs	Mesures d'aide

Commentaires

Livre de bord de la douleur

Data :-		Lun	Mar	Mer	Jeu	Ven	Sam	Dim

Zone de douleur

L'énergie
☆ ☆ ☆ ☆ ☆

Activité
☆ ☆ ☆ ☆ ☆

Sommeil
☆ ☆ ☆ ☆ ☆

Début	Fin

Durée

Emplacement du corps	
Devant	Derrière
Gauche	Droite

Sévérité

1	2	3	4	5	6	7	8	9	10

Début	Fin

Durée

Emplacement du corps	
Devant	Derrière
Gauche	Droite

Sévérité

1	2	3	4	5	6	7	8	9	10

Début	Fin

Durée

Emplacement du corps	
Devant	Derrière
Gauche	Droite

Sévérité

1	2	3	4	5	6	7	8	9	10

Autres symptômes	Déclencheurs	Mesures d'aide

Commentaires

Livre de bord de la douleur

Data :-	Lun	Mar	Mer	Jeu	Ven	Sam	Dim

Zone de douleur

Début	Fin

Durée

Emplacement du corps

Devant	Derrière
Gauche	Droite

Sévérité

1	2	3	4	5	6	7	8	9	10

Début	Fin

Durée

Emplacement du corps

Devant	Derrière
Gauche	Droite

Sévérité

1	2	3	4	5	6	7	8	9	10

Début	Fin

Durée

Emplacement du corps

Devant	Derrière
Gauche	Droite

Sévérité

1	2	3	4	5	6	7	8	9	10

L'énergie

☆ ☆ ☆ ☆ ☆

Activité

☆ ☆ ☆ ☆ ☆

Sommeil

☆ ☆ ☆ ☆ ☆

Autres symptômes	Déclencheurs	Mesures d'aide

Commentaires

Livre de bord de la douleur

Data :-		Lun	Mar	Mer	Jeu	Ven	Sam	Dim

Zone de douleur

Début	Fin

Durée

Emplacement du corps

Devant	Derrière
Gauche	Droite

Sévérité

1	2	3	4	5	6	7	8	9	10

Début	Fin

Durée

Emplacement du corps

Devant	Derrière
Gauche	Droite

Sévérité

1	2	3	4	5	6	7	8	9	10

Début	Fin

Durée

Emplacement du corps

Devant	Derrière
Gauche	Droite

Sévérité

1	2	3	4	5	6	7	8	9	10

L'énergie

☆ ☆ ☆ ☆ ☆

Activité

☆ ☆ ☆ ☆ ☆

Sommeil

☆ ☆ ☆ ☆ ☆

Autres symptômes	Déclencheurs	Mesures d'aide

Commentaires

Livre de bord de la douleur

Data :-		Lun	Mar	Mer	Jeu	Ven	Sam	Dim

Zone de douleur

Début	Fin

Durée

Emplacement du corps

Devant	Derrière
Gauche	Droite

Sévérité

1	2	3	4	5	6	7	8	9	10

Début	Fin

Durée

Emplacement du corps

Devant	Derrière
Gauche	Droite

Sévérité

1	2	3	4	5	6	7	8	9	10

Début	Fin

Durée

Emplacement du corps

Devant	Derrière
Gauche	Droite

Sévérité

1	2	3	4	5	6	7	8	9	10

L'énergie

☆ ☆ ☆ ☆ ☆

Activité

☆ ☆ ☆ ☆ ☆

Sommeil

☆ ☆ ☆ ☆ ☆

Autres symptômes	Déclencheurs	Mesures d'aide

Commentaires

Livre de bord de la douleur

Data :-	Lun	Mar	Mer	Jeu	Ven	Sam	Dim

Zone de douleur

Début	Fin

Durée

Emplacement du corps

Devant	Derrière
Gauche	Droite

Sévérité

1	2	3	4	5	6	7	8	9	10

Début	Fin

Durée

Emplacement du corps

Devant	Derrière
Gauche	Droite

Sévérité

1	2	3	4	5	6	7	8	9	10

Début	Fin

Durée

Emplacement du corps

Devant	Derrière
Gauche	Droite

Sévérité

1	2	3	4	5	6	7	8	9	10

L'énergie

☆ ☆ ☆ ☆ ☆

Activité

☆ ☆ ☆ ☆ ☆

Sommeil

☆ ☆ ☆ ☆ ☆

Autres symptômes	Déclencheurs	Mesures d'aide

Commentaires

Livre de bord de la douleur

Data :-		Lun	Mar	Mer	Jeu	Ven	Sam	Dim

Zone de douleur

Début	Fin

Durée

Emplacement du corps

Devant	Derrière
Gauche	Droite

Sévérité

1	2	3	4	5	6	7	8	9	10

Début	Fin

Durée

Emplacement du corps

Devant	Derrière
Gauche	Droite

Sévérité

1	2	3	4	5	6	7	8	9	10

Début	Fin

Durée

Emplacement du corps

Devant	Derrière
Gauche	Droite

Sévérité

1	2	3	4	5	6	7	8	9	10

L'énergie

☆ ☆ ☆ ☆ ☆

Activité

☆ ☆ ☆ ☆ ☆

Sommeil

☆ ☆ ☆ ☆ ☆

Autres symptômes	Déclencheurs	Mesures d'aide

Commentaires

Livre de bord de la douleur

Data :-		Lun	Mar	Mer	Jeu	Ven	Sam	Dim

Zone de douleur

L'énergie
☆ ☆ ☆ ☆ ☆

Activité
☆ ☆ ☆ ☆ ☆

Sommeil
☆ ☆ ☆ ☆ ☆

Début	Fin	Emplacement du corps	
Durée		Devant	Derrière
		Gauche	Droite

Sévérité									
1	2	3	4	5	6	7	8	9	10

Début	Fin	Emplacement du corps	
Durée		Devant	Derrière
		Gauche	Droite

Sévérité									
1	2	3	4	5	6	7	8	9	10

Début	Fin	Emplacement du corps	
Durée		Devant	Derrière
		Gauche	Droite

Sévérité									
1	2	3	4	5	6	7	8	9	10

Autres symptômes	Déclencheurs	Mesures d'aide

Commentaires

Livre de bord de la douleur

Data :-		Lun	Mar	Mer	Jeu	Ven	Sam	Dim

Zone de douleur

Début	Fin

Durée

Emplacement du corps

Devant	Derrière
Gauche	Droite

Sévérité

1	2	3	4	5	6	7	8	9	10

Début	Fin

Durée

Emplacement du corps

Devant	Derrière
Gauche	Droite

Sévérité

1	2	3	4	5	6	7	8	9	10

Début	Fin

Durée

Emplacement du corps

Devant	Derrière
Gauche	Droite

Sévérité

1	2	3	4	5	6	7	8	9	10

L'énergie

☆ ☆ ☆ ☆ ☆

Activité

☆ ☆ ☆ ☆ ☆

Sommeil

☆ ☆ ☆ ☆ ☆

Autres symptômes	Déclencheurs	Mesures d'aide

Commentaires

Livre de bord de la douleur

Data :-		Lun	Mar	Mer	Jeu	Ven	Sam	Dim

Zone de douleur

Début	Fin

Durée	

Emplacement du corps	
Devant	Derrière
Gauche	Droite

Sévérité

1	2	3	4	5	6	7	8	9	10

Début	Fin

Durée	

Emplacement du corps	
Devant	Derrière
Gauche	Droite

Sévérité

1	2	3	4	5	6	7	8	9	10

Début	Fin

Durée	

Emplacement du corps	
Devant	Derrière
Gauche	Droite

Sévérité

1	2	3	4	5	6	7	8	9	10

L'énergie

☆ ☆ ☆ ☆ ☆

Activité

☆ ☆ ☆ ☆ ☆

Sommeil

☆ ☆ ☆ ☆ ☆

Autres symptômes	Déclencheurs	Mesures d'aide

Commentaires

Livre de bord de la douleur

Data :-		Lun	Mar	Mer	Jeu	Ven	Sam	Dim

Zone de douleur

Début	Fin	Emplacement du corps

Durée	Devant	Derrière
	Gauche	Droite

Sévérité

1	2	3	4	5	6	7	8	9	10

Début	Fin	Emplacement du corps

Durée	Devant	Derrière
	Gauche	Droite

Sévérité

1	2	3	4	5	6	7	8	9	10

Début	Fin	Emplacement du corps

Durée	Devant	Derrière
	Gauche	Droite

Sévérité

1	2	3	4	5	6	7	8	9	10

L'énergie

☆ ☆ ☆ ☆ ☆

Activité

☆ ☆ ☆ ☆ ☆

Sommeil

☆ ☆ ☆ ☆ ☆

Autres symptômes	Déclencheurs	Mesures d'aide

Commentaires

Livre de bord de la douleur

Data :-		Lun	Mar	Mer	Jeu	Ven	Sam	Dim

Zone de douleur

Début	Fin

Durée	

Emplacement du corps

Devant	Derrière
Gauche	Droite

Sévérité

1	2	3	4	5	6	7	8	9	10

Début	Fin

Durée	

Emplacement du corps

Devant	Derrière
Gauche	Droite

Sévérité

1	2	3	4	5	6	7	8	9	10

Début	Fin

Durée	

Emplacement du corps

Devant	Derrière
Gauche	Droite

Sévérité

1	2	3	4	5	6	7	8	9	10

L'énergie

☆ ☆ ☆ ☆ ☆

Activité

☆ ☆ ☆ ☆ ☆

Sommeil

☆ ☆ ☆ ☆ ☆

Autres symptômes	Déclencheurs	Mesures d'aide

Commentaires

Livre de bord de la douleur

Data :-			Lun	Mar	Mer	Jeu	Ven	Sam	Dim

Zone de douleur

Début	Fin	Emplacement du corps	
Durée		Devant	Derrière
		Gauche	Droite

Sévérité									
1	2	3	4	5	6	7	8	9	10

Début	Fin	Emplacement du corps	
Durée		Devant	Derrière
		Gauche	Droite

Sévérité									
1	2	3	4	5	6	7	8	9	10

Début	Fin	Emplacement du corps	
Durée		Devant	Derrière
		Gauche	Droite

Sévérité									
1	2	3	4	5	6	7	8	9	10

L'énergie

☆ ☆ ☆ ☆ ☆

Activité

☆ ☆ ☆ ☆ ☆

Sommeil

☆ ☆ ☆ ☆ ☆

Autres symptômes	Déclencheurs	Mesures d'aide

Commentaires

Livre de bord de la douleur

Data :-		Lun	Mar	Mer	Jeu	Ven	Sam	Dim

Zone de douleur

Début	Fin

Durée

Emplacement du corps

Devant	Derrière
Gauche	Droite

Sévérité

1	2	3	4	5	6	7	8	9	10

Début	Fin

Durée

Emplacement du corps

Devant	Derrière
Gauche	Droite

Sévérité

1	2	3	4	5	6	7	8	9	10

Début	Fin

Durée

Emplacement du corps

Devant	Derrière
Gauche	Droite

Sévérité

1	2	3	4	5	6	7	8	9	10

L'énergie

☆ ☆ ☆ ☆ ☆

Activité

☆ ☆ ☆ ☆ ☆

Sommeil

☆ ☆ ☆ ☆ ☆

Autres symptômes	Déclencheurs	Mesures d'aide

Commentaires

Livre de bord de la douleur

Data :-		Lun	Mar	Mer	Jeu	Ven	Sam	Dim

Zone de douleur

Début	Fin
Durée	

Emplacement du corps

Devant	Derrière
Gauche	Droite

Sévérité

1	2	3	4	5	6	7	8	9	10

Début	Fin
Durée	

Emplacement du corps

Devant	Derrière
Gauche	Droite

Sévérité

1	2	3	4	5	6	7	8	9	10

Début	Fin
Durée	

Emplacement du corps

Devant	Derrière
Gauche	Droite

Sévérité

1	2	3	4	5	6	7	8	9	10

L'énergie

☆ ☆ ☆ ☆ ☆

Activité

☆ ☆ ☆ ☆ ☆

Sommeil

☆ ☆ ☆ ☆ ☆

Autres symptômes	Déclencheurs	Mesures d'aide

Commentaires

Livre de bord de la douleur

Data :-		Lun	Mar	Mer	Jeu	Ven	Sam	Dim

Zone de douleur

Début	Fin	Emplacement du corps	
Durée		Devant	Derrière
		Gauche	Droite

Sévérité

1	2	3	4	5	6	7	8	9	10

Début	Fin	Emplacement du corps	
Durée		Devant	Derrière
		Gauche	Droite

Sévérité

1	2	3	4	5	6	7	8	9	10

Début	Fin	Emplacement du corps	
Durée		Devant	Derrière
		Gauche	Droite

Sévérité

1	2	3	4	5	6	7	8	9	10

L'énergie

☆ ☆ ☆ ☆ ☆

Activité

☆ ☆ ☆ ☆ ☆

Sommeil

☆ ☆ ☆ ☆ ☆

Autres symptômes	Déclencheurs	Mesures d'aide

Commentaires

Livre de bord de la douleur

Data :-		Lun	Mar	Mer	Jeu	Ven	Sam	Dim

Zone de douleur

Début | Fin

Durée

Emplacement du corps

Devant	Derrière
Gauche	Droite

Sévérité

1	2	3	4	5	6	7	8	9	10

Début | Fin

Durée

Emplacement du corps

Devant	Derrière
Gauche	Droite

Sévérité

1	2	3	4	5	6	7	8	9	10

Début | Fin

Durée

Emplacement du corps

Devant	Derrière
Gauche	Droite

Sévérité

1	2	3	4	5	6	7	8	9	10

L'énergie

☆ ☆ ☆ ☆ ☆

Activité

☆ ☆ ☆ ☆ ☆

Sommeil

☆ ☆ ☆ ☆ ☆

Autres symptômes	Déclencheurs	Mesures d'aide

Commentaires

Livre de bord de la douleur

Data :-		Lun	Mar	Mer	Jeu	Ven	Sam	Dim

Zone de douleur

Début	Fin

Durée	

Emplacement du corps

Devant	Derrière
Gauche	Droite

Sévérité

1	2	3	4	5	6	7	8	9	10

Début	Fin

Durée	

Emplacement du corps

Devant	Derrière
Gauche	Droite

Sévérité

1	2	3	4	5	6	7	8	9	10

Début	Fin

Durée	

Emplacement du corps

Devant	Derrière
Gauche	Droite

Sévérité

1	2	3	4	5	6	7	8	9	10

L'énergie

☆ ☆ ☆ ☆ ☆

Activité

☆ ☆ ☆ ☆ ☆

Sommeil

☆ ☆ ☆ ☆ ☆

Autres symptômes	Déclencheurs	Mesures d'aide

Commentaires

Livre de bord de la douleur

Data :-		Lun	Mar	Mer	Jeu	Ven	Sam	Dim

Zone de douleur

Début	Fin		Emplacement du corps	
Durée			Devant	Derrière
			Gauche	Droite

Sévérité

1	2	3	4	5	6	7	8	9	10

Début	Fin		Emplacement du corps	
Durée			Devant	Derrière
			Gauche	Droite

Sévérité

1	2	3	4	5	6	7	8	9	10

Début	Fin		Emplacement du corps	
Durée			Devant	Derrière
			Gauche	Droite

Sévérité

1	2	3	4	5	6	7	8	9	10

L'énergie

☆ ☆ ☆ ☆ ☆

Activité

☆ ☆ ☆ ☆ ☆

Sommeil

☆ ☆ ☆ ☆ ☆

Autres symptômes	Déclencheurs	Mesures d'aide

Commentaires

Livre de bord de la douleur

Data :-		Lun	Mar	Mer	Jeu	Ven	Sam	Dim

Zone de douleur

Début	Fin

Durée

Emplacement du corps

Devant	Derrière
Gauche	Droite

Sévérité

1	2	3	4	5	6	7	8	9	10

Début	Fin

Durée

Emplacement du corps

Devant	Derrière
Gauche	Droite

Sévérité

1	2	3	4	5	6	7	8	9	10

Début	Fin

Durée

Emplacement du corps

Devant	Derrière
Gauche	Droite

Sévérité

1	2	3	4	5	6	7	8	9	10

L'énergie

☆ ☆ ☆ ☆ ☆

Activité

☆ ☆ ☆ ☆ ☆

Sommeil

☆ ☆ ☆ ☆ ☆

Autres symptômes	Déclencheurs	Mesures d'aide

Commentaires

Livre de bord de la douleur

Data :-		Lun	Mar	Mer	Jeu	Ven	Sam	Dim

Zone de douleur

Début	Fin

Durée

Emplacement du corps

Devant	Derrière
Gauche	Droite

Sévérité

1	2	3	4	5	6	7	8	9	10

Début	Fin

Durée

Emplacement du corps

Devant	Derrière
Gauche	Droite

Sévérité

1	2	3	4	5	6	7	8	9	10

Début	Fin

Durée

Emplacement du corps

Devant	Derrière
Gauche	Droite

Sévérité

1	2	3	4	5	6	7	8	9	10

L'énergie

☆ ☆ ☆ ☆ ☆

Activité

☆ ☆ ☆ ☆ ☆

Sommeil

☆ ☆ ☆ ☆ ☆

Autres symptômes	Déclencheurs	Mesures d'aide

Commentaires

Livre de bord de la douleur

Data :-		Lun	Mar	Mer	Jeu	Ven	Sam	Dim

Zone de douleur

Début	Fin

Durée

Emplacement du corps

Devant	Derrière
Gauche	Droite

Sévérité

1	2	3	4	5	6	7	8	9	10

Début	Fin

Durée

Emplacement du corps

Devant	Derrière
Gauche	Droite

Sévérité

1	2	3	4	5	6	7	8	9	10

Début	Fin

Durée

Emplacement du corps

Devant	Derrière
Gauche	Droite

Sévérité

1	2	3	4	5	6	7	8	9	10

L'énergie

☆ ☆ ☆ ☆ ☆

Activité

☆ ☆ ☆ ☆ ☆

Sommeil

☆ ☆ ☆ ☆ ☆

Autres symptômes	Déclencheurs	Mesures d'aide

Commentaires

Livre de bord de la douleur

Data :-		Lun	Mar	Mer	Jeu	Ven	Sam	Dim

Zone de douleur

Début	Fin
Durée	

Emplacement du corps

Devant	Derrière
Gauche	Droite

Sévérité

1	2	3	4	5	6	7	8	9	10

Début	Fin
Durée	

Emplacement du corps

Devant	Derrière
Gauche	Droite

Sévérité

1	2	3	4	5	6	7	8	9	10

Début	Fin
Durée	

Emplacement du corps

Devant	Derrière
Gauche	Droite

Sévérité

1	2	3	4	5	6	7	8	9	10

L'énergie

☆ ☆ ☆ ☆ ☆

Activité

☆ ☆ ☆ ☆ ☆

Sommeil

☆ ☆ ☆ ☆ ☆

Autres symptômes	Déclencheurs	Mesures d'aide

Commentaires

Livre de bord de la douleur

Data :-		Lun	Mar	Mer	Jeu	Ven	Sam	Dim

Zone de douleur

Début	Fin

Durée	

Emplacement du corps

Devant	Derrière
Gauche	Droite

Sévérité

1	2	3	4	5	6	7	8	9	10

Début	Fin

Durée	

Emplacement du corps

Devant	Derrière
Gauche	Droite

Sévérité

1	2	3	4	5	6	7	8	9	10

Début	Fin

Durée	

Emplacement du corps

Devant	Derrière
Gauche	Droite

Sévérité

1	2	3	4	5	6	7	8	9	10

L'énergie

☆ ☆ ☆ ☆ ☆

Activité

☆ ☆ ☆ ☆ ☆

Sommeil

☆ ☆ ☆ ☆ ☆

Autres symptômes	Déclencheurs	Mesures d'aide

Commentaires

Livre de bord de la douleur

Data :-		Lun	Mar	Mer	Jeu	Ven	Sam	Dim

Zone de douleur

Début	Fin

Durée

Emplacement du corps

Devant	Derrière
Gauche	Droite

Sévérité

1	2	3	4	5	6	7	8	9	10

Début	Fin

Durée

Emplacement du corps

Devant	Derrière
Gauche	Droite

Sévérité

1	2	3	4	5	6	7	8	9	10

Début	Fin

Durée

Emplacement du corps

Devant	Derrière
Gauche	Droite

Sévérité

1	2	3	4	5	6	7	8	9	10

L'énergie

☆ ☆ ☆ ☆ ☆

Activité

☆ ☆ ☆ ☆ ☆

Sommeil

☆ ☆ ☆ ☆ ☆

Autres symptômes	Déclencheurs	Mesures d'aide

Commentaires

Livre de bord de la douleur

Data :-		Lun	Mar	Mer	Jeu	Ven	Sam	Dim

Zone de douleur

Début	Fin

Durée

Emplacement du corps

Devant	Derrière
Gauche	Droite

Sévérité

1	2	3	4	5	6	7	8	9	10

Début	Fin

Durée

Emplacement du corps

Devant	Derrière
Gauche	Droite

Sévérité

1	2	3	4	5	6	7	8	9	10

Début	Fin

Durée

Emplacement du corps

Devant	Derrière
Gauche	Droite

Sévérité

1	2	3	4	5	6	7	8	9	10

L'énergie

☆ ☆ ☆ ☆ ☆

Activité

☆ ☆ ☆ ☆ ☆

Sommeil

☆ ☆ ☆ ☆ ☆

Autres symptômes	Déclencheurs	Mesures d'aide

Commentaires

Livre de bord de la douleur

Data :-		Lun	Mar	Mer	Jeu	Ven	Sam	Dim

Zone de douleur

Début	Fin

Durée

Emplacement du corps

Devant	Derrière
Gauche	Droite

Sévérité

1	2	3	4	5	6	7	8	9	10

Début	Fin

Durée

Emplacement du corps

Devant	Derrière
Gauche	Droite

Sévérité

1	2	3	4	5	6	7	8	9	10

Début	Fin

Durée

Emplacement du corps

Devant	Derrière
Gauche	Droite

Sévérité

1	2	3	4	5	6	7	8	9	10

L'énergie

☆ ☆ ☆ ☆ ☆

Activité

☆ ☆ ☆ ☆ ☆

Sommeil

☆ ☆ ☆ ☆ ☆

Autres symptômes	Déclencheurs	Mesures d'aide

Commentaires

Livre de bord de la douleur

Data :-	Lun	Mar	Mer	Jeu	Ven	Sam	Dim

Zone de douleur

Début	Fin

Durée

Emplacement du corps

Devant	Derrière
Gauche	Droite

Sévérité

1	2	3	4	5	6	7	8	9	10

Début	Fin

Durée

Emplacement du corps

Devant	Derrière
Gauche	Droite

Sévérité

1	2	3	4	5	6	7	8	9	10

Début	Fin

Durée

Emplacement du corps

Devant	Derrière
Gauche	Droite

Sévérité

1	2	3	4	5	6	7	8	9	10

L'énergie

☆ ☆ ☆ ☆ ☆

Activité

☆ ☆ ☆ ☆ ☆

Sommeil

☆ ☆ ☆ ☆ ☆

Autres symptômes	Déclencheurs	Mesures d'aide

Commentaires

Livre de bord de la douleur

Data :-		Lun	Mar	Mer	Jeu	Ven	Sam	Dim

Zone de douleur

Début	Fin

Durée

Emplacement du corps

Devant	Derrière
Gauche	Droite

Sévérité

1	2	3	4	5	6	7	8	9	10

Début	Fin

Durée

Emplacement du corps

Devant	Derrière
Gauche	Droite

Sévérité

1	2	3	4	5	6	7	8	9	10

Début	Fin

Durée

Emplacement du corps

Devant	Derrière
Gauche	Droite

Sévérité

1	2	3	4	5	6	7	8	9	10

L'énergie

☆ ☆ ☆ ☆ ☆

Activité

☆ ☆ ☆ ☆ ☆

Sommeil

☆ ☆ ☆ ☆ ☆

Autres symptômes	Déclencheurs	Mesures d'aide

Commentaires

Livre de bord de la douleur

Data :-	Lun	Mar	Mer	Jeu	Ven	Sam	Dim

Zone de douleur

Début	Fin

Durée

Emplacement du corps

Devant	Derrière
Gauche	Droite

Sévérité

1	2	3	4	5	6	7	8	9	10

Début	Fin

Durée

Emplacement du corps

Devant	Derrière
Gauche	Droite

Sévérité

1	2	3	4	5	6	7	8	9	10

Début	Fin

Durée

Emplacement du corps

Devant	Derrière
Gauche	Droite

Sévérité

1	2	3	4	5	6	7	8	9	10

L'énergie

☆ ☆ ☆ ☆ ☆

Activité

☆ ☆ ☆ ☆ ☆

Sommeil

☆ ☆ ☆ ☆ ☆

Autres symptômes	Déclencheurs	Mesures d'aide

Commentaires

Livre de bord de la douleur

Data :-	Lun	Mar	Mer	Jeu	Ven	Sam	Dim

Zone de douleur

Début	Fin	Emplacement du corps

Durée		Devant	Derrière
		Gauche	Droite

Sévérité

1	2	3	4	5	6	7	8	9	10

Début	Fin	Emplacement du corps

Durée		Devant	Derrière
		Gauche	Droite

Sévérité

1	2	3	4	5	6	7	8	9	10

Début	Fin	Emplacement du corps

Durée		Devant	Derrière
		Gauche	Droite

Sévérité

1	2	3	4	5	6	7	8	9	10

L'énergie

☆ ☆ ☆ ☆ ☆

Activité

☆ ☆ ☆ ☆ ☆

Sommeil

☆ ☆ ☆ ☆ ☆

Autres symptômes	Déclencheurs	Mesures d'aide

Commentaires

Livre de bord de la douleur

Data :-		Lun	Mar	Mer	Jeu	Ven	Sam	Dim

Zone de douleur

Début	Fin

Durée

Emplacement du corps

Devant	Derrière
Gauche	Droite

Sévérité

1	2	3	4	5	6	7	8	9	10

Début	Fin

Durée

Emplacement du corps

Devant	Derrière
Gauche	Droite

Sévérité

1	2	3	4	5	6	7	8	9	10

Début	Fin

Durée

Emplacement du corps

Devant	Derrière
Gauche	Droite

Sévérité

1	2	3	4	5	6	7	8	9	10

L'énergie

☆ ☆ ☆ ☆ ☆

Activité

☆ ☆ ☆ ☆ ☆

Sommeil

☆ ☆ ☆ ☆ ☆

Autres symptômes	Déclencheurs	Mesures d'aide

Commentaires

Livre de bord de la douleur

Data :-		Lun	Mar	Mer	Jeu	Ven	Sam	Dim

Zone de douleur

Début | Fin

Durée

Emplacement du corps

	Devant	Derrière
	Gauche	Droite

Sévérité

1	2	3	4	5	6	7	8	9	10

Début | Fin

Durée

Emplacement du corps

	Devant	Derrière
	Gauche	Droite

Sévérité

1	2	3	4	5	6	7	8	9	10

Début | Fin

Durée

Emplacement du corps

	Devant	Derrière
	Gauche	Droite

Sévérité

1	2	3	4	5	6	7	8	9	10

L'énergie

☆ ☆ ☆ ☆ ☆

Activité

☆ ☆ ☆ ☆ ☆

Sommeil

☆ ☆ ☆ ☆ ☆

Autres symptômes	Déclencheurs	Mesures d'aide

Commentaires

Livre de bord de la douleur

Data :-							
	Lun	Mar	Mer	Jeu	Ven	Sam	Dim

Zone de douleur

Début	Fin

Durée

Emplacement du corps

Devant	Derrière
Gauche	Droite

Sévérité

1	2	3	4	5	6	7	8	9	10

Début	Fin

Durée

Emplacement du corps

Devant	Derrière
Gauche	Droite

Sévérité

1	2	3	4	5	6	7	8	9	10

Début	Fin

Durée

Emplacement du corps

Devant	Derrière
Gauche	Droite

Sévérité

1	2	3	4	5	6	7	8	9	10

L'énergie

☆ ☆ ☆ ☆ ☆

Activité

☆ ☆ ☆ ☆ ☆

Sommeil

☆ ☆ ☆ ☆ ☆

Autres symptômes	Déclencheurs	Mesures d'aide

Commentaires

Livre de bord de la douleur

Data :-		Lun	Mar	Mer	Jeu	Ven	Sam	Dim

Zone de douleur

Début	Fin

Durée

Emplacement du corps

Devant	Derrière
Gauche	Droite

Sévérité

1	2	3	4	5	6	7	8	9	10

Début	Fin

Durée

Emplacement du corps

Devant	Derrière
Gauche	Droite

Sévérité

1	2	3	4	5	6	7	8	9	10

Début	Fin

Durée

Emplacement du corps

Devant	Derrière
Gauche	Droite

Sévérité

1	2	3	4	5	6	7	8	9	10

L'énergie

☆ ☆ ☆ ☆ ☆

Activité

☆ ☆ ☆ ☆ ☆

Sommeil

☆ ☆ ☆ ☆ ☆

Autres symptômes	Déclencheurs	Mesures d'aide

Commentaires

Livre de bord de la douleur

Data :-		Lun	Mar	Mer	Jeu	Ven	Sam	Dim

Zone de douleur

Début	Fin
Durée	

Emplacement du corps	
Devant	Derrière
Gauche	**Droite**

Sévérité

1	2	3	4	5	6	7	8	9	10

Début	Fin
Durée	

Emplacement du corps	
Devant	Derrière
Gauche	**Droite**

Sévérité

1	2	3	4	5	6	7	8	9	10

Début	Fin
Durée	

Emplacement du corps	
Devant	Derrière
Gauche	**Droite**

Sévérité

1	2	3	4	5	6	7	8	9	10

L'énergie

☆ ☆ ☆ ☆ ☆

Activité

☆ ☆ ☆ ☆ ☆

Sommeil

☆ ☆ ☆ ☆ ☆

Autres symptômes	Déclencheurs	Mesures d'aide

Commentaires

Livre de bord de la douleur

Data :-		Lun	Mar	Mer	Jeu	Ven	Sam	Dim

Zone de douleur

Début	Fin
Durée	

Emplacement du corps	
Devant	Derrière
Gauche	Droite

Sévérité

1	2	3	4	5	6	7	8	9	10

Début	Fin
Durée	

Emplacement du corps	
Devant	Derrière
Gauche	Droite

Sévérité

1	2	3	4	5	6	7	8	9	10

Début	Fin
Durée	

Emplacement du corps	
Devant	Derrière
Gauche	Droite

Sévérité

1	2	3	4	5	6	7	8	9	10

L'énergie

☆ ☆ ☆ ☆ ☆

Activité

☆ ☆ ☆ ☆ ☆

Sommeil

☆ ☆ ☆ ☆ ☆

Autres symptômes	Déclencheurs	Mesures d'aide

Commentaires

Livre de bord de la douleur

Data :-		Lun	Mar	Mer	Jeu	Ven	Sam	Dim

Zone de douleur

Début	Fin

Durée

Emplacement du corps

Devant	Derrière
Gauche	Droite

Sévérité

1	2	3	4	5	6	7	8	9	10

Début	Fin

Durée

Emplacement du corps

Devant	Derrière
Gauche	Droite

Sévérité

1	2	3	4	5	6	7	8	9	10

Début	Fin

Durée

Emplacement du corps

Devant	Derrière
Gauche	Droite

Sévérité

1	2	3	4	5	6	7	8	9	10

L'énergie

☆ ☆ ☆ ☆ ☆

Activité

☆ ☆ ☆ ☆ ☆

Sommeil

☆ ☆ ☆ ☆ ☆

Autres symptômes	Déclencheurs	Mesures d'aide

Commentaires

Livre de bord de la douleur

Data :-		Lun	Mar	Mer	Jeu	Ven	Sam	Dim

Zone de douleur

Début	Fin
Durée	

Emplacement du corps

Devant	Derrière
Gauche	Droite

Sévérité

1	2	3	4	5	6	7	8	9	10

Début	Fin
Durée	

Emplacement du corps

Devant	Derrière
Gauche	Droite

Sévérité

1	2	3	4	5	6	7	8	9	10

Début	Fin
Durée	

Emplacement du corps

Devant	Derrière
Gauche	Droite

Sévérité

1	2	3	4	5	6	7	8	9	10

L'énergie

☆ ☆ ☆ ☆ ☆

Activité

☆ ☆ ☆ ☆ ☆

Sommeil

☆ ☆ ☆ ☆ ☆

Autres symptômes	Déclencheurs	Mesures d'aide

Commentaires

Livre de bord de la douleur

Data :-		Lun	Mar	Mer	Jeu	Ven	Sam	Dim

Zone de douleur

Début	Fin

Durée

Emplacement du corps	
Devant	Derrière
Gauche	Droite

Sévérité									
1	2	3	4	5	6	7	8	9	10

Début	Fin

Durée

Emplacement du corps	
Devant	Derrière
Gauche	Droite

Sévérité									
1	2	3	4	5	6	7	8	9	10

Début	Fin

Durée

Emplacement du corps	
Devant	Derrière
Gauche	Droite

Sévérité									
1	2	3	4	5	6	7	8	9	10

L'énergie
☆ ☆ ☆ ☆ ☆

Activité
☆ ☆ ☆ ☆ ☆

Sommeil
☆ ☆ ☆ ☆ ☆

Autres symptômes	Déclencheurs	Mesures d'aide

Commentaires

Livre de bord de la douleur

Data :-		Lun	Mar	Mer	Jeu	Ven	Sam	Dim

Zone de douleur

Début	Fin
Durée	

Emplacement du corps	
Devant	Derrière
Gauche	Droite

Sévérité

1	2	3	4	5	6	7	8	9	10

Début	Fin
Durée	

Emplacement du corps	
Devant	Derrière
Gauche	Droite

Sévérité

1	2	3	4	5	6	7	8	9	10

Début	Fin
Durée	

Emplacement du corps	
Devant	Derrière
Gauche	Droite

Sévérité

1	2	3	4	5	6	7	8	9	10

L'énergie

☆ ☆ ☆ ☆ ☆

Activité

☆ ☆ ☆ ☆ ☆

Sommeil

☆ ☆ ☆ ☆ ☆

Autres symptômes	Déclencheurs	Mesures d'aide

Commentaires

Livre de bord de la douleur

Data :-		Lun	Mar	Mer	Jeu	Ven	Sam	Dim

Zone de douleur

L'énergie
☆ ☆ ☆ ☆ ☆

Activité
☆ ☆ ☆ ☆ ☆

Sommeil
☆ ☆ ☆ ☆ ☆

Début	Fin

Durée

Emplacement du corps

Devant	Derrière
Gauche	Droite

Sévérité

1	2	3	4	5	6	7	8	9	10

Début	Fin

Durée

Emplacement du corps

Devant	Derrière
Gauche	Droite

Sévérité

1	2	3	4	5	6	7	8	9	10

Début	Fin

Durée

Emplacement du corps

Devant	Derrière
Gauche	Droite

Sévérité

1	2	3	4	5	6	7	8	9	10

Autres symptômes	Déclencheurs	Mesures d'aide

Commentaires

Livre de bord de la douleur

Data :-		Lun	Mar	Mer	Jeu	Ven	Sam	Dim

Zone de douleur

Début	Fin

Durée

Emplacement du corps

Devant	Derrière
Gauche	Droite

Sévérité

1	2	3	4	5	6	7	8	9	10

Début	Fin

Durée

Emplacement du corps

Devant	Derrière
Gauche	Droite

Sévérité

1	2	3	4	5	6	7	8	9	10

Début	Fin

Durée

Emplacement du corps

Devant	Derrière
Gauche	Droite

Sévérité

1	2	3	4	5	6	7	8	9	10

L'énergie

☆ ☆ ☆ ☆ ☆

Activité

☆ ☆ ☆ ☆ ☆

Sommeil

☆ ☆ ☆ ☆ ☆

Autres symptômes	Déclencheurs	Mesures d'aide

Commentaires

Livre de bord de la douleur

Data :-		Lun	Mar	Mer	Jeu	Ven	Sam	Dim

Zone de douleur

Début	Fin	Emplacement du corps	
Durée		Devant	Derrière
		Gauche	Droite

Sévérité

1	2	3	4	5	6	7	8	9	10

Début	Fin	Emplacement du corps	
Durée		Devant	Derrière
		Gauche	Droite

Sévérité

1	2	3	4	5	6	7	8	9	10

Début	Fin	Emplacement du corps	
Durée		Devant	Derrière
		Gauche	Droite

Sévérité

1	2	3	4	5	6	7	8	9	10

L'énergie

☆ ☆ ☆ ☆ ☆

Activité

☆ ☆ ☆ ☆ ☆

Sommeil

☆ ☆ ☆ ☆ ☆

Autres symptômes	Déclencheurs	Mesures d'aide

Commentaires

Livre de bord de la douleur

Data :-		Lun	Mar	Mer	Jeu	Ven	Sam	Dim

Zone de douleur

Début	Fin

Durée

Emplacement du corps

Devant	Derrière
Gauche	Droite

Sévérité

1	2	3	4	5	6	7	8	9	10

Début	Fin

Durée

Emplacement du corps

Devant	Derrière
Gauche	Droite

Sévérité

1	2	3	4	5	6	7	8	9	10

Début	Fin

Durée

Emplacement du corps

Devant	Derrière
Gauche	Droite

Sévérité

1	2	3	4	5	6	7	8	9	10

L'énergie

☆ ☆ ☆ ☆ ☆

Activité

☆ ☆ ☆ ☆ ☆

Sommeil

☆ ☆ ☆ ☆ ☆

Autres symptômes	Déclencheurs	Mesures d'aide

Commentaires

Livre de bord de la douleur

Data :-	Lun	Mar	Mer	Jeu	Ven	Sam	Dim

Zone de douleur

Début	Fin

Durée	

Emplacement du corps	
Devant	Derrière
Gauche	Droite

Sévérité

1	2	3	4	5	6	7	8	9	10

Début	Fin

Durée	

Emplacement du corps	
Devant	Derrière
Gauche	Droite

Sévérité

1	2	3	4	5	6	7	8	9	10

Début	Fin

Durée	

Emplacement du corps	
Devant	Derrière
Gauche	Droite

Sévérité

1	2	3	4	5	6	7	8	9	10

L'énergie

☆ ☆ ☆ ☆ ☆

Activité

☆ ☆ ☆ ☆ ☆

Sommeil

☆ ☆ ☆ ☆ ☆

Autres symptômes	Déclencheurs	Mesures d'aide

Commentaires

Livre de bord de la douleur

Data :-		Lun	Mar	Mer	Jeu	Ven	Sam	Dim

Zone de douleur

Début	Fin
Durée	

Emplacement du corps	
Devant	Derrière
Gauche	Droite

Sévérité

1	2	3	4	5	6	7	8	9	10

Début	Fin
Durée	

Emplacement du corps	
Devant	Derrière
Gauche	Droite

Sévérité

1	2	3	4	5	6	7	8	9	10

Début	Fin
Durée	

Emplacement du corps	
Devant	Derrière
Gauche	Droite

Sévérité

1	2	3	4	5	6	7	8	9	10

L'énergie

☆ ☆ ☆ ☆ ☆

Activité

☆ ☆ ☆ ☆ ☆

Sommeil

☆ ☆ ☆ ☆ ☆

Autres symptômes	Déclencheurs	Mesures d'aide

Commentaires

Livre de bord de la douleur

Data :-		Lun	Mar	Mer	Jeu	Ven	Sam	Dim

Zone de douleur

Début	Fin		Emplacement du corps	
Durée			Devant	Derrière
			Gauche	Droite

Sévérité

1	2	3	4	5	6	7	8	9	10

Début	Fin		Emplacement du corps	
Durée			Devant	Derrière
			Gauche	Droite

Sévérité

1	2	3	4	5	6	7	8	9	10

Début	Fin		Emplacement du corps	
Durée			Devant	Derrière
			Gauche	Droite

Sévérité

1	2	3	4	5	6	7	8	9	10

L'énergie

☆ ☆ ☆ ☆ ☆

Activité

☆ ☆ ☆ ☆ ☆

Sommeil

☆ ☆ ☆ ☆ ☆

Autres symptômes	Déclencheurs	Mesures d'aide

Commentaires

Livre de bord de la douleur

Data :-		Lun	Mar	Mer	Jeu	Ven	Sam	Dim

Zone de douleur

L'énergie
☆ ☆ ☆ ☆ ☆
Activité
☆ ☆ ☆ ☆ ☆
Sommeil
☆ ☆ ☆ ☆ ☆

Début	Fin
Durée	

Emplacement du corps	
Devant	Derrière
Gauche	Droite

Sévérité

1	2	3	4	5	6	7	8	9	10

Début	Fin
Durée	

Emplacement du corps	
Devant	Derrière
Gauche	Droite

Sévérité

1	2	3	4	5	6	7	8	9	10

Début	Fin
Durée	

Emplacement du corps	
Devant	Derrière
Gauche	Droite

Sévérité

1	2	3	4	5	6	7	8	9	10

Autres symptômes	Déclencheurs	Mesures d'aide

Commentaires

Livre de bord de la douleur

Data :-	Lun	Mar	Mer	Jeu	Ven	Sam	Dim

Zone de douleur

Début	Fin

Durée

Emplacement du corps	
Devant	Derrière
Gauche	Droite

Sévérité

1	2	3	4	5	6	7	8	9	10

Début	Fin

Durée

Emplacement du corps	
Devant	Derrière
Gauche	Droite

Sévérité

1	2	3	4	5	6	7	8	9	10

Début	Fin

Durée

Emplacement du corps	
Devant	Derrière
Gauche	Droite

Sévérité

1	2	3	4	5	6	7	8	9	10

L'énergie

☆ ☆ ☆ ☆ ☆

Activité

☆ ☆ ☆ ☆ ☆

Sommeil

☆ ☆ ☆ ☆ ☆

Autres symptômes	Déclencheurs	Mesures d'aide

Commentaires

Livre de bord de la douleur

Data :-		Lun	Mar	Mer	Jeu	Ven	Sam	Dim

Zone de douleur

Début | Fin

Durée

Emplacement du corps

	Devant	Derrière
	Gauche	Droite

Sévérité

1	2	3	4	5	6	7	8	9	10

Début | Fin

Durée

Emplacement du corps

	Devant	Derrière
	Gauche	Droite

Sévérité

1	2	3	4	5	6	7	8	9	10

Début | Fin

Durée

Emplacement du corps

	Devant	Derrière
	Gauche	Droite

Sévérité

1	2	3	4	5	6	7	8	9	10

L'énergie

☆ ☆ ☆ ☆ ☆

Activité

☆ ☆ ☆ ☆ ☆

Sommeil

☆ ☆ ☆ ☆ ☆

Autres symptômes	Déclencheurs	Mesures d'aide

Commentaires

Livre de bord de la douleur

Data :-	Lun	Mar	Mer	Jeu	Ven	Sam	Dim

Zone de douleur

Début	Fin

Durée

Emplacement du corps	
Devant	Derrière
Gauche	Droite

Sévérité

1	2	3	4	5	6	7	8	9	10

Début	Fin

Durée

Emplacement du corps	
Devant	Derrière
Gauche	Droite

Sévérité

1	2	3	4	5	6	7	8	9	10

Début	Fin

Durée

Emplacement du corps	
Devant	Derrière
Gauche	Droite

Sévérité

1	2	3	4	5	6	7	8	9	10

L'énergie

☆ ☆ ☆ ☆ ☆

Activité

☆ ☆ ☆ ☆ ☆

Sommeil

☆ ☆ ☆ ☆ ☆

Autres symptômes	Déclencheurs	Mesures d'aide

Commentaires

Livre de bord de la douleur

Data :-		Lun	Mar	Mer	Jeu	Ven	Sam	Dim

Zone de douleur

Début	Fin

Durée

Emplacement du corps

Devant	Derrière
Gauche	Droite

Sévérité

1	2	3	4	5	6	7	8	9	10

Début	Fin

Durée

Emplacement du corps

Devant	Derrière
Gauche	Droite

Sévérité

1	2	3	4	5	6	7	8	9	10

Début	Fin

Durée

Emplacement du corps

Devant	Derrière
Gauche	Droite

Sévérité

1	2	3	4	5	6	7	8	9	10

L'énergie

☆ ☆ ☆ ☆ ☆

Activité

☆ ☆ ☆ ☆ ☆

Sommeil

☆ ☆ ☆ ☆ ☆

Autres symptômes	Déclencheurs	Mesures d'aide

Commentaires

Livre de bord de la douleur

Data :-		Lun	Mar	Mer	Jeu	Ven	Sam	Dim

Zone de douleur

Début	Fin

Durée

Emplacement du corps

Devant	Derrière
Gauche	Droite

Sévérité

1	2	3	4	5	6	7	8	9	10

Début	Fin

Durée

Emplacement du corps

Devant	Derrière
Gauche	Droite

Sévérité

1	2	3	4	5	6	7	8	9	10

Début	Fin

Durée

Emplacement du corps

Devant	Derrière
Gauche	Droite

Sévérité

1	2	3	4	5	6	7	8	9	10

L'énergie

☆ ☆ ☆ ☆ ☆

Activité

☆ ☆ ☆ ☆ ☆

Sommeil

☆ ☆ ☆ ☆ ☆

Autres symptômes	Déclencheurs	Mesures d'aide

Commentaires

Livre de bord de la douleur

Data :-		Lun	Mar	Mer	Jeu	Ven	Sam	Dim

Zone de douleur

Début	Fin		Emplacement du corps	
Durée			Devant	Derrière
			Gauche	Droite

Sévérité

1	2	3	4	5	6	7	8	9	10

Début	Fin		Emplacement du corps	
Durée			Devant	Derrière
			Gauche	Droite

Sévérité

1	2	3	4	5	6	7	8	9	10

Début	Fin		Emplacement du corps	
Durée			Devant	Derrière
			Gauche	Droite

Sévérité

1	2	3	4	5	6	7	8	9	10

L'énergie

☆ ☆ ☆ ☆ ☆

Activité

☆ ☆ ☆ ☆ ☆

Sommeil

☆ ☆ ☆ ☆ ☆

Autres symptômes	Déclencheurs	Mesures d'aide

Commentaires

Livre de bord de la douleur

Data :-		Lun	Mar	Mer	Jeu	Ven	Sam	Dim

Zone de douleur

Début	Fin

Durée

Emplacement du corps

Devant	Derrière
Gauche	Droite

Sévérité

1	2	3	4	5	6	7	8	9	10

Début	Fin

Durée

Emplacement du corps

Devant	Derrière
Gauche	Droite

Sévérité

1	2	3	4	5	6	7	8	9	10

Début	Fin

Durée

Emplacement du corps

Devant	Derrière
Gauche	Droite

Sévérité

1	2	3	4	5	6	7	8	9	10

L'énergie

☆ ☆ ☆ ☆ ☆

Activité

☆ ☆ ☆ ☆ ☆

Sommeil

☆ ☆ ☆ ☆ ☆

Autres symptômes	Déclencheurs	Mesures d'aide

Commentaires

Livre de bord de la douleur

Data :-		Lun	Mar	Mer	Jeu	Ven	Sam	Dim

Zone de douleur

Début	Fin

Durée

Emplacement du corps

Devant	Derrière
Gauche	Droite

Sévérité

1	2	3	4	5	6	7	8	9	10

Début	Fin

Durée

Emplacement du corps

Devant	Derrière
Gauche	Droite

Sévérité

1	2	3	4	5	6	7	8	9	10

Début	Fin

Durée

Emplacement du corps

Devant	Derrière
Gauche	Droite

Sévérité

1	2	3	4	5	6	7	8	9	10

L'énergie

☆ ☆ ☆ ☆ ☆

Activité

☆ ☆ ☆ ☆ ☆

Sommeil

☆ ☆ ☆ ☆ ☆

Autres symptômes	Déclencheurs	Mesures d'aide

Commentaires

Livre de bord de la douleur

Data :-		Lun	Mar	Mer	Jeu	Ven	Sam	Dim

Zone de douleur

L'énergie
☆ ☆ ☆ ☆ ☆

Activité
☆ ☆ ☆ ☆ ☆

Sommeil
☆ ☆ ☆ ☆ ☆

Début	Fin

Durée	

Emplacement du corps

Devant	Derrière
Gauche	Droite

Sévérité

1	2	3	4	5	6	7	8	9	10

Début	Fin

Durée	

Emplacement du corps

Devant	Derrière
Gauche	Droite

Sévérité

1	2	3	4	5	6	7	8	9	10

Début	Fin

Durée	

Emplacement du corps

Devant	Derrière
Gauche	Droite

Sévérité

1	2	3	4	5	6	7	8	9	10

Autres symptômes	Déclencheurs	Mesures d'aide

Commentaires

Livre de bord de la douleur

Data :-		Lun	Mar	Mer	Jeu	Ven	Sam	Dim

Zone de douleur

Début | Fin

Durée

Emplacement du corps

	Devant	Derrière
	Gauche	Droite

Sévérité

1	2	3	4	5	6	7	8	9	10

Début | Fin

Durée

Emplacement du corps

	Devant	Derrière
	Gauche	Droite

Sévérité

1	2	3	4	5	6	7	8	9	10

Début | Fin

Durée

Emplacement du corps

	Devant	Derrière
	Gauche	Droite

Sévérité

1	2	3	4	5	6	7	8	9	10

L'énergie

☆ ☆ ☆ ☆ ☆

Activité

☆ ☆ ☆ ☆ ☆

Sommeil

☆ ☆ ☆ ☆ ☆

Autres symptômes	Déclencheurs	Mesures d'aide

Commentaires

Livre de bord de la douleur

Data :-		Lun	Mar	Mer	Jeu	Ven	Sam	Dim

Zone de douleur

Début	Fin

Durée

Emplacement du corps

Devant	Derrière
Gauche	Droite

Sévérité

1	2	3	4	5	6	7	8	9	10

Début	Fin

Durée

Emplacement du corps

Devant	Derrière
Gauche	Droite

Sévérité

1	2	3	4	5	6	7	8	9	10

Début	Fin

Durée

Emplacement du corps

Devant	Derrière
Gauche	Droite

Sévérité

1	2	3	4	5	6	7	8	9	10

L'énergie

☆ ☆ ☆ ☆ ☆

Activité

☆ ☆ ☆ ☆ ☆

Sommeil

☆ ☆ ☆ ☆ ☆

Autres symptômes	Déclencheurs	Mesures d'aide

Commentaires

Livre de bord de la douleur

Data :-		Lun	Mar	Mer	Jeu	Ven	Sam	Dim

Zone de douleur

Début / Fin / Durée — Emplacement du corps

Début	Fin

Durée

Emplacement du corps	
Devant	Derrière
Gauche	Droite

Sévérité

1	2	3	4	5	6	7	8	9	10

Début	Fin

Durée

Emplacement du corps	
Devant	Derrière
Gauche	Droite

Sévérité

1	2	3	4	5	6	7	8	9	10

Début	Fin

Durée

Emplacement du corps	
Devant	Derrière
Gauche	Droite

Sévérité

1	2	3	4	5	6	7	8	9	10

L'énergie

☆ ☆ ☆ ☆ ☆

Activité

☆ ☆ ☆ ☆ ☆

Sommeil

☆ ☆ ☆ ☆ ☆

Autres symptômes	Déclencheurs	Mesures d'aide

Commentaires

Livre de bord de la douleur

Data :- | Lun | Mar | Mer | Jeu | Ven | Sam | Dim

Zone de douleur

Début	Fin

Durée

Emplacement du corps

Devant	Derrière
Gauche	Droite

Sévérité

1	2	3	4	5	6	7	8	9	10

Début	Fin

Durée

Emplacement du corps

Devant	Derrière
Gauche	Droite

Sévérité

1	2	3	4	5	6	7	8	9	10

Début	Fin

Durée

Emplacement du corps

Devant	Derrière
Gauche	Droite

Sévérité

1	2	3	4	5	6	7	8	9	10

L'énergie

☆ ☆ ☆ ☆ ☆

Activité

☆ ☆ ☆ ☆ ☆

Sommeil

☆ ☆ ☆ ☆ ☆

Autres symptômes	Déclencheurs	Mesures d'aide

Commentaires

Livre de bord de la douleur

Data :-		Lun	Mar	Mer	Jeu	Ven	Sam	Dim

Zone de douleur

Début	Fin

Durée

Emplacement du corps

Devant	Derrière
Gauche	Droite

Sévérité

1	2	3	4	5	6	7	8	9	10

Début	Fin

Durée

Emplacement du corps

Devant	Derrière
Gauche	Droite

Sévérité

1	2	3	4	5	6	7	8	9	10

Début	Fin

Durée

Emplacement du corps

Devant	Derrière
Gauche	Droite

Sévérité

1	2	3	4	5	6	7	8	9	10

L'énergie

☆ ☆ ☆ ☆ ☆

Activité

☆ ☆ ☆ ☆ ☆

Sommeil

☆ ☆ ☆ ☆ ☆

Autres symptômes	Déclencheurs	Mesures d'aide

Commentaires

Livre de bord de la douleur

Data :-		Lun	Mar	Mer	Jeu	Ven	Sam	Dim

Zone de douleur

Début	Fin

Durée

Emplacement du corps

Devant	Derrière
Gauche	Droite

Sévérité									
1	2	3	4	5	6	7	8	9	10

Début	Fin

Durée

Emplacement du corps

Devant	Derrière
Gauche	Droite

Sévérité									
1	2	3	4	5	6	7	8	9	10

Début	Fin

Durée

Emplacement du corps

Devant	Derrière
Gauche	Droite

Sévérité									
1	2	3	4	5	6	7	8	9	10

L'énergie

☆ ☆ ☆ ☆ ☆

Activité

☆ ☆ ☆ ☆ ☆

Sommeil

☆ ☆ ☆ ☆ ☆

Autres symptômes	Déclencheurs	Mesures d'aide

Commentaires

Livre de bord de la douleur

Data :-		Lun	Mar	Mer	Jeu	Ven	Sam	Dim

Zone de douleur

L'énergie
☆ ☆ ☆ ☆ ☆

Activité
☆ ☆ ☆ ☆ ☆

Sommeil
☆ ☆ ☆ ☆ ☆

Début	Fin

Durée	

Emplacement du corps	
Devant	Derrière
Gauche	Droite

Sévérité

1	2	3	4	5	6	7	8	9	10

Début	Fin

Durée	

Emplacement du corps	
Devant	Derrière
Gauche	Droite

Sévérité

1	2	3	4	5	6	7	8	9	10

Début	Fin

Durée	

Emplacement du corps	
Devant	Derrière
Gauche	Droite

Sévérité

1	2	3	4	5	6	7	8	9	10

Autres symptômes	Déclencheurs	Mesures d'aide

Commentaires

Livre de bord de la douleur

Data :-		Lun	Mar	Mer	Jeu	Ven	Sam	Dim

Zone de douleur

Début	Fin

Durée

Emplacement du corps

Devant	Derrière
Gauche	Droite

Sévérité

1	2	3	4	5	6	7	8	9	10

Début	Fin

Durée

Emplacement du corps

Devant	Derrière
Gauche	Droite

Sévérité

1	2	3	4	5	6	7	8	9	10

Début	Fin

Durée

Emplacement du corps

Devant	Derrière
Gauche	Droite

Sévérité

1	2	3	4	5	6	7	8	9	10

L'énergie

☆ ☆ ☆ ☆ ☆

Activité

☆ ☆ ☆ ☆ ☆

Sommeil

☆ ☆ ☆ ☆ ☆

Autres symptômes	Déclencheurs	Mesures d'aide

Commentaires

Livre de bord de la douleur

Data :-		Lun	Mar	Mer	Jeu	Ven	Sam	Dim

Zone de douleur

L'énergie
☆ ☆ ☆ ☆ ☆

Activité
☆ ☆ ☆ ☆ ☆

Sommeil
☆ ☆ ☆ ☆ ☆

Début	Fin

Durée

Emplacement du corps	
Devant	Derrière
Gauche	Droite

Sévérité

1	2	3	4	5	6	7	8	9	10

Début	Fin

Durée

Emplacement du corps	
Devant	Derrière
Gauche	Droite

Sévérité

1	2	3	4	5	6	7	8	9	10

Début	Fin

Durée

Emplacement du corps	
Devant	Derrière
Gauche	Droite

Sévérité

1	2	3	4	5	6	7	8	9	10

Autres symptômes	Déclencheurs	Mesures d'aide

Commentaires

Livre de bord de la douleur

Data :-		Lun	Mar	Mer	Jeu	Ven	Sam	Dim

Zone de douleur

Début	Fin

Durée

Emplacement du corps	
Devant	Derrière
Gauche	Droite

Sévérité

1	2	3	4	5	6	7	8	9	10

Début	Fin

Durée

Emplacement du corps	
Devant	Derrière
Gauche	Droite

Sévérité

1	2	3	4	5	6	7	8	9	10

Début	Fin

Durée

Emplacement du corps	
Devant	Derrière
Gauche	Droite

Sévérité

1	2	3	4	5	6	7	8	9	10

L'énergie

☆ ☆ ☆ ☆ ☆

Activité

☆ ☆ ☆ ☆ ☆

Sommeil

☆ ☆ ☆ ☆ ☆

Autres symptômes	Déclencheurs	Mesures d'aide

Commentaires

Livre de bord de la douleur

Data :-		Lun	Mar	Mer	Jeu	Ven	Sam	Dim

Zone de douleur

L'énergie
☆ ☆ ☆ ☆ ☆

Activité
☆ ☆ ☆ ☆ ☆

Sommeil
☆ ☆ ☆ ☆ ☆

Début	Fin

Durée

Emplacement du corps

Devant	Derrière
Gauche	Droite

Sévérité

1	2	3	4	5	6	7	8	9	10

Début	Fin

Durée

Emplacement du corps

Devant	Derrière
Gauche	Droite

Sévérité

1	2	3	4	5	6	7	8	9	10

Début	Fin

Durée

Emplacement du corps

Devant	Derrière
Gauche	Droite

Sévérité

1	2	3	4	5	6	7	8	9	10

Autres symptômes	Déclencheurs	Mesures d'aide

Commentaires

Livre de bord de la douleur

Data :-		Lun	Mar	Mer	Jeu	Ven	Sam	Dim

Zone de douleur

Début	Fin

Durée

Emplacement du corps

Devant	Derrière
Gauche	Droite

Sévérité									
1	2	3	4	5	6	7	8	9	10

Début	Fin

Durée

Emplacement du corps

Devant	Derrière
Gauche	Droite

Sévérité									
1	2	3	4	5	6	7	8	9	10

Début	Fin

Durée

Emplacement du corps

Devant	Derrière
Gauche	Droite

Sévérité									
1	2	3	4	5	6	7	8	9	10

L'énergie

☆ ☆ ☆ ☆ ☆

Activité

☆ ☆ ☆ ☆ ☆

Sommeil

☆ ☆ ☆ ☆ ☆

Autres symptômes	Déclencheurs	Mesures d'aide

Commentaires

Livre de bord de la douleur

Data :-		Lun	Mar	Mer	Jeu	Ven	Sam	Dim

Zone de douleur

Début	Fin

Durée

Emplacement du corps

Devant	Derrière
Gauche	Droite

Sévérité

1	2	3	4	5	6	7	8	9	10

Début	Fin

Durée

Emplacement du corps

Devant	Derrière
Gauche	Droite

Sévérité

1	2	3	4	5	6	7	8	9	10

Début	Fin

Durée

Emplacement du corps

Devant	Derrière
Gauche	Droite

Sévérité

1	2	3	4	5	6	7	8	9	10

L'énergie

☆ ☆ ☆ ☆ ☆

Activité

☆ ☆ ☆ ☆ ☆

Sommeil

☆ ☆ ☆ ☆ ☆

Autres symptômes	Déclencheurs	Mesures d'aide

Commentaires

Livre de bord de la douleur

Data :-		Lun	Mar	Mer	Jeu	Ven	Sam	Dim

Zone de douleur

Début	Fin

Durée

Emplacement du corps

Devant	Derrière
Gauche	Droite

Sévérité

1	2	3	4	5	6	7	8	9	10

Début	Fin

Durée

Emplacement du corps

Devant	Derrière
Gauche	Droite

Sévérité

1	2	3	4	5	6	7	8	9	10

Début	Fin

Durée

Emplacement du corps

Devant	Derrière
Gauche	Droite

Sévérité

1	2	3	4	5	6	7	8	9	10

L'énergie

☆ ☆ ☆ ☆ ☆

Activité

☆ ☆ ☆ ☆ ☆

Sommeil

☆ ☆ ☆ ☆ ☆

Autres symptômes	Déclencheurs	Mesures d'aide

Commentaires

Livre de bord de la douleur

Data :-		Lun	Mar	Mer	Jeu	Ven	Sam	Dim

Zone de douleur

Début / Fin

Début	Fin

Durée

Emplacement du corps

Devant	Derrière
Gauche	Droite

Sévérité

1	2	3	4	5	6	7	8	9	10

Début	Fin

Durée

Emplacement du corps

Devant	Derrière
Gauche	Droite

Sévérité

1	2	3	4	5	6	7	8	9	10

Début	Fin

Durée

Emplacement du corps

Devant	Derrière
Gauche	Droite

Sévérité

1	2	3	4	5	6	7	8	9	10

L'énergie

☆ ☆ ☆ ☆ ☆

Activité

☆ ☆ ☆ ☆ ☆

Sommeil

☆ ☆ ☆ ☆ ☆

Autres symptômes	Déclencheurs	Mesures d'aide

Commentaires

Livre de bord de la douleur

Data :-		Lun	Mar	Mer	Jeu	Ven	Sam	Dim

Zone de douleur

Début	Fin

Durée

Emplacement du corps

Devant	Derrière
Gauche	Droite

Sévérité

1	2	3	4	5	6	7	8	9	10

Début	Fin

Durée

Emplacement du corps

Devant	Derrière
Gauche	Droite

Sévérité

1	2	3	4	5	6	7	8	9	10

Début	Fin

Durée

Emplacement du corps

Devant	Derrière
Gauche	Droite

Sévérité

1	2	3	4	5	6	7	8	9	10

L'énergie

☆ ☆ ☆ ☆ ☆

Activité

☆ ☆ ☆ ☆ ☆

Sommeil

☆ ☆ ☆ ☆ ☆

Autres symptômes	Déclencheurs	Mesures d'aide

Commentaires

Livre de bord de la douleur

Data :-		Lun	Mar	Mer	Jeu	Ven	Sam	Dim

Zone de douleur

Début	Fin

Durée

Emplacement du corps

Devant	Derrière
Gauche	Droite

Sévérité

1	2	3	4	5	6	7	8	9	10

Début	Fin

Durée

Emplacement du corps

Devant	Derrière
Gauche	Droite

Sévérité

1	2	3	4	5	6	7	8	9	10

Début	Fin

Durée

Emplacement du corps

Devant	Derrière
Gauche	Droite

Sévérité

1	2	3	4	5	6	7	8	9	10

L'énergie

☆ ☆ ☆ ☆ ☆

Activité

☆ ☆ ☆ ☆ ☆

Sommeil

☆ ☆ ☆ ☆ ☆

Autres symptômes	Déclencheurs	Mesures d'aide

Commentaires

Livre de bord de la douleur

Data :-		Lun	Mar	Mer	Jeu	Ven	Sam	Dim

Zone de douleur

Début	Fin

Durée

Emplacement du corps

Devant	Derrière
Gauche	Droite

Sévérité

1	2	3	4	5	6	7	8	9	10

Début	Fin

Durée

Emplacement du corps

Devant	Derrière
Gauche	Droite

Sévérité

1	2	3	4	5	6	7	8	9	10

Début	Fin

Durée

Emplacement du corps

Devant	Derrière
Gauche	Droite

Sévérité

1	2	3	4	5	6	7	8	9	10

L'énergie

☆ ☆ ☆ ☆ ☆

Activité

☆ ☆ ☆ ☆ ☆

Sommeil

☆ ☆ ☆ ☆ ☆

Autres symptômes	Déclencheurs	Mesures d'aide

Commentaires

Livre de bord de la douleur

Data :-		Lun	Mar	Mer	Jeu	Ven	Sam	Dim

Zone de douleur

Début	Fin

Durée

Emplacement du corps

Devant	Derrière
Gauche	Droite

Sévérité

1	2	3	4	5	6	7	8	9	10

Début	Fin

Durée

Emplacement du corps

Devant	Derrière
Gauche	Droite

Sévérité

1	2	3	4	5	6	7	8	9	10

Début	Fin

Durée

Emplacement du corps

Devant	Derrière
Gauche	Droite

Sévérité

1	2	3	4	5	6	7	8	9	10

L'énergie

☆ ☆ ☆ ☆ ☆

Activité

☆ ☆ ☆ ☆ ☆

Sommeil

☆ ☆ ☆ ☆ ☆

Autres symptômes	Déclencheurs	Mesures d'aide

Commentaires

Livre de bord de la douleur

Data :-		Lun	Mar	Mer	Jeu	Ven	Sam	Dim

Zone de douleur

Début	Fin

Durée

Emplacement du corps

Devant	Derrière
Gauche	Droite

Sévérité

1	2	3	4	5	6	7	8	9	10

Début	Fin

Durée

Emplacement du corps

Devant	Derrière
Gauche	Droite

Sévérité

1	2	3	4	5	6	7	8	9	10

Début	Fin

Durée

Emplacement du corps

Devant	Derrière
Gauche	Droite

Sévérité

1	2	3	4	5	6	7	8	9	10

L'énergie

☆ ☆ ☆ ☆ ☆

Activité

☆ ☆ ☆ ☆ ☆

Sommeil

☆ ☆ ☆ ☆ ☆

Autres symptômes	Déclencheurs	Mesures d'aide

Commentaires

Livre de bord de la douleur

Data :-		Lun	Mar	Mer	Jeu	Ven	Sam	Dim

Zone de douleur

Début | Fin

Durée

Emplacement du corps

Devant	Derrière
Gauche	Droite

Sévérité

1	2	3	4	5	6	7	8	9	10

Début | Fin

Durée

Emplacement du corps

Devant	Derrière
Gauche	Droite

Sévérité

1	2	3	4	5	6	7	8	9	10

Début | Fin

Durée

Emplacement du corps

Devant	Derrière
Gauche	Droite

Sévérité

1	2	3	4	5	6	7	8	9	10

L'énergie

☆ ☆ ☆ ☆ ☆

Activité

☆ ☆ ☆ ☆ ☆

Sommeil

☆ ☆ ☆ ☆ ☆

Autres symptômes	Déclencheurs	Mesures d'aide

Commentaires

Livre de bord de la douleur

Data :-		Lun	Mar	Mer	Jeu	Ven	Sam	Dim

Zone de douleur

Début	Fin

Durée	

Emplacement du corps	
Devant	Derrière
Gauche	Droite

Sévérité

1	2	3	4	5	6	7	8	9	10

Début	Fin

Durée	

Emplacement du corps	
Devant	Derrière
Gauche	Droite

Sévérité

1	2	3	4	5	6	7	8	9	10

Début	Fin

Durée	

Emplacement du corps	
Devant	Derrière
Gauche	Droite

Sévérité

1	2	3	4	5	6	7	8	9	10

L'énergie

☆ ☆ ☆ ☆ ☆

Activité

☆ ☆ ☆ ☆ ☆

Sommeil

☆ ☆ ☆ ☆ ☆

Autres symptômes	Déclencheurs	Mesures d'aide

Commentaires